JN183221

統合失調症を悩まないで

――家族がみつけた幸せへの道――

監修

渡部和成

著

渡部和成，愛知みすみ会

星　和　書　店

Seiwa Shoten Publishers

2-5 Kamitakaido 1-Chome
Suginamiku Tokyo 168-0074, Japan

注：本書で使用した写真は，みすみ草（雪割草）です。

写真提供：鳥越栄治（田宮病院看護師長）撮影。
※ p.95，107 の写真は渡部和成撮影。

はじめに

統合失調症は、原因不明の脳の慢性疾患で、幻聴（聴覚に関する対象なき知覚）や妄想（訂正不能の誤った考え）や興奮や自閉（自分の心の世界に閉じこもること）からの引きこもりなどの心の症状が見られます。統合失調症は脳機能に変化をきたして人の精神機能や個性に影響するわけですから、患者は外的あるいは内的刺激に関する冷静な判断ができにくくなります。患者は、統合失調症という病気であり精神症状に振り回されていると他人に指摘されると、苦悩しつつも何とか自分自身を守ろうとして振る舞っているだけにもかかわらず、自分を理解されず否定されて心外だと捉えてしまい、なかなか自分は統合失調症であると認めることができないものです。つまり、統合失調症患者は、病識（病気であるという認識）を持ちにくいということです。

しかし、人は誰でもどんな時もどんな状況にあっても掛け替えのないたった一度の人生を大事にすべきですから、統合失調症患者は何としてでも治療により病識を持てるようになって、統合失調症という病気を乗り越えて自分の人生をしっかり生きていけるようにならなければならないでしょう。

では、統合失調症はどう治療すればよいのでしょう。

統合失調症は、脳という体の異常と言えますので薬が効きそうですが、原因不明ですので統合失調症を根治させる薬は、今のところありません。しかし、薬（統合失調症治療薬としての抗精神病薬）は症状を軽減させ患者が病気を乗り越えるのを助けてくれますので、薬物療法が有効です。薬は時代とともに段々効能が向上していて、副作用が少ないものになってきていますので、使用しやすくなっています。

また、どんな慢性疾患であっても、患者は病を抱えながらも病を乗り越え、自分なりの社会参加をすべく努力を続ける必要があるでしょう。そのためには、薬物療法を行っていくだけでなく、同時に、心理社会療法により病を管理し症状に対処する技術を学び身につけ援用していく必要があります。

これらのことから、薬物療法と心理社会療法の二つの治療法を同時にうまく行っていくことが、統合失調症治療では大切なことになります。

多数ある心理社会療法の中では、集団での患者心理教育と家族心理教育が治療効果の高いものであると言えます。家族は、家族の仲間と共に家族心理教育を受け、エンドレスに統合失調症について勉強をし続けて、回復に向かって頑張っていこうとする患者をサポートできる家族力を強め維持することが大切です。

患者の病識の有る無しにかかわらず、家族の心や態度が変わっていくことが、統合失調症患者の病状改善と社会参加を促すことにつながると考えられますので、患者心理教育以上に家族心理教育が大事だと言えます。また、家族は家族心理教育に継続して参加し、統合失調症についての理解を高め、家族間の情報交換をしていける場を持ち続けることが良いことだと言えますので、家族会への参加も大切なこととなります。

このような理由から、私は、平成十三年から精神科医の私が主宰し、月二回ずつ四カ月にわたる家族心理教育である家族教室と、教室を一通り終えた後のエンドレスの家族の勉強の場である月一回開催する家族会のみすみ会を愛知県名古屋市で始めて、現在まで継続して行っています。家族会のみすみ会は、私の転勤をきっかけに平成二十一年四月からは名古屋市と東京都八王子市の二カ所での並行開催となり、平成二十四年四月からは愛知県稲沢市に場所を移し一カ所での開催となりました。この間、みすみ会の規模は次第に大きくなって、多いときには百人近くの参加者があったり、全国から家族が集まってきたりするようになりました。

愛知県で開かれる家族会のみすみ会は、私が平成二十六年八月新潟県長岡市の田宮病院に移って以来「愛知みすみ会」と名前を変えましたが、平成二十七年九月現在まで十四年間延々と続いています。現在は、私が常時みすみ会の活動に関与することがなくなったことが原因となっているのでしょう、遠方からの家族がみすみ会に参加してこなくなったりしたこともあり減ってしまってはいますが、六十人ほどの会員が毎月一回集まるなどして活動を続けています。愛知みすみ会は、家族心理教育を重視する私にとって、私の分身のように大事なもので、私は現在も一年に一回は講演するなどして顧問として愛知みすみ会に関わっています。今後も関わっていこうと思っています。

一方、田宮病院での家族教室の第一クール八回終了後の平成二十七年一月に新しく発足した新潟県長岡市の家族会は、私が主宰しみすみ会の名前を引き継いで、これまでと同様に毎月一回開催しています。現在ようやく約一年が経過し、みすみ会への参加者数は、回を重ねるごとに増えています。今後、長岡のみすみ会も愛知みすみ会と肩を並べる規模になっていければと思っています。

このように、現在私が関与する家族会は、愛知県の愛知みすみ会と新潟県長岡市田宮病院のみすみ会の二つが活動していることになります。

平成二十七年六月、愛知みすみ会の代表メンバーの方々が田宮病院を訪れ、長岡のみすみ会と合同で拡大家族会を開く機会を持てました。長岡のみすみ会のメンバーが、先輩の愛知みすみ会のメンバーの話を聴くというスタイルで、和気あいあいの雰囲気の中、有意義な話し合いができました。

その日の夜、私は一緒にみすみ会を維持してきた懐かしい愛知と東京の面々（父親四人、母親四人の計五家族八人：内訳は、愛知から現在愛知みすみ会に所属する四家族六人、東京から現在長岡市田宮病院のみすみ会に所属している一家族二人）と酒を酌み交わしました。愛知みすみ会会員と現みすみ会会員の八人は、満面の笑顔で、苦しかったであろうこれまでの統合失調症との闘いを微塵《みじん》も感じさせることなく、患者との生き生きとした日常についての話をしていました。その元気な家族の姿に、驚きつつもホッとして、私も自然と笑顔になり楽しい時間を過ごせました。私と八人の家族が色々話をしている中で、家族会として全国の統合失調症患者をもつ家族に「家族会に参加するとこんなに元気になれるんだ」というメッセージをぜひ本にして伝えたいものだという話で盛り上がりました。

このような流れがあって、愛知みすみ会会長が、愛知みすみ会会員の全員に出版の趣旨を説明し本に載せる原稿募集を投げかけたところ、家族自身と自分の子や兄弟姉妹である患者の闘病体験を文字に変え公表するということはなかなか勇気が要り大変なことにもかかわらず、十一編の手記が集まりました。長岡を訪れた五家族中の三家族（四人）とその他の家族からの七家族（七人）の計十家族（十一人）が書いたことになります。集まった手記は長短さまざまでした。

この本は、このような背景といきさつをもって企画され、愛知みすみ会の方々が語り伝えたいことを記して集められた手記を私が監修し、私の思いを組み込んで星和書店のご協力を得てできあがったものです。

私は、すべての手記を掲載し、手記が短いからといって割愛することはしませんでした。短い文章の中にエッセンスがしっかり詰まっているであろうと思いますので。もう一つの理由は、私が恣意《しい》的に取捨選択することなく集まったすべての手記を掲載した方が、みすみ会の家族の考えの全体に少しでも近い内容を全国の読者に届けることができると判断したからです。そして、各章の見出しには、見出しそのものだけでも愛知みすみ会の家族の心が伝わるように、序章と終章を除くすべての章で、家族の生の言葉を置きました。また、各章の中の家族の手記の部分は、すぐ見つけられ読みやすいように表記の工夫をしました。

全国の統合失調症患者をもつ家族の方々に、家族会であるみすみ会とその後の愛知みすみ会に参加し続け元気になっている家族の生の言葉の手記をお読みいただき、また私の言葉を参考にしていただいて、元気に幸せになれるコツをつかんでいただければと思います。

愛知みすみ会会員の手記は、私が愛知みすみ会の了解を得て加筆訂正し、文体をなるべく同じにしたり編集したりして、読みやすく改変してあります。しかし、みすみ会会員の生の声を伝えられるようにできる限り原文どおり掲載するよう心掛けました。もし、文体が不統一のところが残っているところがありましても、家族による原文の筆致を残したいためと、ご理解いただきお許しいただきたいと思います。また、私信の本書への掲載につきましては、したためた方の了解を得るとともにプライバシーの保護に十分努めました。

尚、手記を監修したことと、手記と手紙以外の文章表現に関しての責任は、すべて私、渡部和成にありますことを申し添えさせていただきます。

著者・監修者　　渡部和成

もくじ

※付録は後ろから読んでください。

序章

雪割草とみすみ会

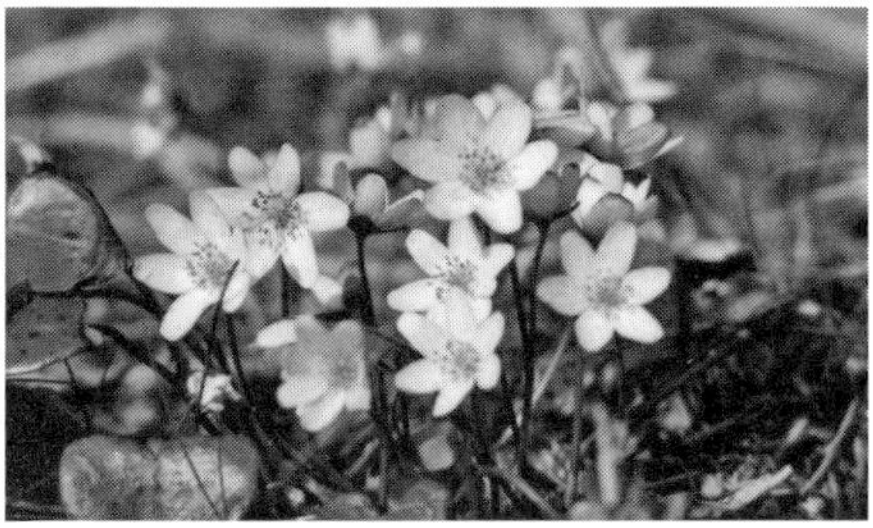

私は、平成十三年に愛知県名古屋市の精神科病院で、私が主宰し統合失調症患者をもつ家族に集まってもらって病気についての勉強を続け、家族同士が情報交換し互いに助け合うスタイルの家族会を立ち上げ「みすみ会」と名付けました。この家族会は、同じく私が主宰する全八回の家族教室（集団家族心理教育：月二回開催で一クール四カ月）のすべてに参加し終えた家族が参加することができる勉強会（集団家族心理教育：月一回、エンドレスに開催）と位置づけられています（**付録3**→138ページ）。この家族会であるみすみ会に参加し続けることは、患者の再入院や通院中断を防ぎノーマライゼーションにつながるということが私の臨床研究で分かっています（**付録4**→137ページ）。家族教室には、大きな治療効果がありますが、その効果は家族が家族教室終了後の家族会に継続参加することにより更に高まると考えられます（**付録4**→137ページ）。

本書を読んでいただく際の下準備を兼ねて、ここで、本書の主人公であるみすみ会の名前の由来を説明しておきたいと思います。

みすみ会の「みすみ」は、みすみ草《そう》という草花の名前から取ったものです。みすみ草というのは、雪割草《ゆきわりそう》の別名です。私が新たに始める家族会の名前をどうつけるか考えていたときに、ふと雪割草という名前が脳裏に浮かび雪割草について国語辞典で詳しく調べました。いくつか調べると辞典には、「雪割草は、厳しい冬に耐え降り積もった雪をはねのけて最初に顔を出す早春の花であり、別名をみすみ草という」といった内容のことが書いてありました。この説明内容に感じ入り、雪割草の別名である「みすみ草」の「みすみ」を名前に取り入れて、家族会をみすみ会と名付けました。

雪割草のたくましさを確認しぜひ見習いたいものだと感じ、病識なく病状が安定しない統合失調症患者をもっている家族は、今真冬の真っただ中にあり辛《つら》く苦しいけれども、雪割草（みすみ草）が冬に耐え春を迎えるように、必ず患者が良くなり家族が安心できる暖かな春を迎えることができて、家族は笑顔になれる、という思いを込めて、私が主宰する家族会をみすみ会と名付けたのです。

しかし、みすみ草の草花自体を私は直接にあるいは植物図鑑で見たことはありませんでした。ですから、「みすみ草」あるいは「みすみ」という言葉は、私にとっては言わば観念上のものであり、音の響きでしかありませんでした。

家族会を運営し始めて十三年が経過した平成二十六年八月に、私は愛知県名古屋市から新潟県長岡市に移り住み、長岡にある田宮病院で勤務することになりました。ほぼ半年が過ぎた平成二十七年二月のある日の夕方、私は病院から帰る途中立ち寄ったスーパーの生花コーナーで偶然、雪割草と表示されている草花を見つけました。初めて見る可憐な山野草である雪割草の姿に目を瞠《みは》り釘付けになってしまいました。迷うことなく白や紫や一重や八重の花をつけた雪割草を幾鉢か購入しました。今我が家では十二鉢の雪割草が春を待っています。

雪割草は、キンポウゲ科の多年草ですが、これまで私が生活していた太平洋側の愛知県名古屋市では、育て花をつけさせることが難しい植物であるらしいのです。しかし、今私が生活しているここ日本海側の新潟県長岡市では、雪割草（オオミスミソウが多く、ミスミソウは少ない）は群生する山野草であり、人工的に様々に品種改良され作り出された新種が多い草花でもあることで知られています。長岡市には雪割草の愛好家の集まりがたくさんあり、市内各所で雪割草の育て方を熱心に教えてもらえます。しかも、雪割草は長岡市がある新潟県のシンボルの草花として制定されているほどです。余談ですが、新潟県のシンボルの鳥は、日本を象徴する学名 Nipponia nippon のトキ（朱鷺）です（トキというと新潟県佐渡が有名ですが、実は長岡市でもトキは飼育されています）。新潟県民にとっては、雪割草はトキと同じぐらいの重みを持っていると言ってもよいのでしょう。

家族教室の名に関連して雪割草を特別に思う私にとって、雪割草に縁の深い新潟県長岡市への私の移住は、何の因縁があってのことかと感慨を深くせざるを得ません。

ともあれ、長岡の地で、みすみ会は、愛知みすみ会と連携を保ちつつ雪割草を愛でる長岡の人々の力をもらって、統合失調症の患者と家族の幸せのためにより一層発展できそうに思います。私は、大切にしているみすみ会を基盤にして、長岡市民に向け発信しつつ、病院内でとどまることのない地域の社会資源を利用した精神医療を行うことによって、統合失調症患者の病からの回復を実現させたいと考えています。

第一章

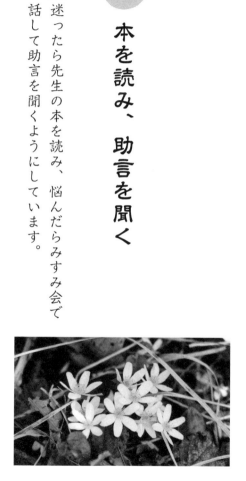

本を読み、助言を聞く

✉迷ったら先生の本を読み、悩んだらみすみ会で話して助言を聞くようにしています。

私は、驚きの再会で家族の感動的変化を知りました。

平成二十七年六月の第二木曜日のことです。

早朝に愛知県名古屋市をワゴン車に乗って出発した愛知みすみ会（付録3 ↓138ページ）の五家族六人が、その日の正午過ぎ、新潟県長岡市の私が勤務する田宮病院に到着しました。田宮病院のみすみ会と一緒に行う拡大みすみ会に参加することが目的です。第二木曜日は、みすみ会の開催日です。午後一時半開始なので大変タイトなスケジュールだっただろうと思います。

田宮病院玄関前でワゴン車を出迎えた際、名古屋から長岡までの四五〇㎞を五時間かけて一人で運転してきたという運転手の爽やかな顔を見て、私は驚きました。

なんと、運転手は以前私が勤務していた愛知県稲沢市のA病院で最重症の入院患者の一人であったB君の父親でした。B君がA病院に入院していた当時、B君の入院治療は長期化していて、その途中から、家族からの要望を受けて主治医を交代して私がB君の診療を担当することになりました。誰もがびっくりしたことですが、主治医交代後まもなくB君は退院できました。そして、退院後も私が田宮病院に転勤する直前まで、通院してくるB君を私が診ておりました。外来受診にはいつも母親がB君についてきていました。父親にはB君の退院についての話をするため、入院中に確か一度だけ対面して話をしたことがあるだけで、申し訳ないことですが、私の父親に対する印象は薄いものでした。ですから、当時父親が家族教室に参加していたとしても、私は面と向かって話したことがありませんでしたので、父親の病気の理解と患者をサポートする力が十分なものとなっていたかどうかを知ることはできていませんでした。その父親が、家族会である愛知みすみ会にメンバーとして今も継続して参加しており、しかも拡大みすみ会に参加する他のメンバーを乗せた車を一人で遠方より運転してきたと知り、大いに感動しました。

ここでB君について簡単に紹介します。

B君は三十代の統合失調症の男性です。B君は、これまで、錯乱状態で入院して病状が安定すると退院するのですが、退院後はすぐに服薬しなくなり、昼夜逆転し自閉し清潔を保てない生活になってしまうということを繰り返していました。私がA病院でB君に会ったとき、B君は宗教妄想や幻聴がひどくなって被害妄想から家人に暴力を振るったということで三回目の医療保護入院（入院時は措置入院だったようです：**付録5** ↓135ページ）となっていました。B君は病棟では、薬は飲めていたようでしたが慢性の幻覚妄想状態となっていて、私が主治医として担当するまでに既に約一年間入院が続いていました。このような長期の入院となっていたのは、次の三つの理由によるものでした。①病識（病気であるという認識）がないこと、②食事のとき以外は自室ベッドで臥床していて部屋から出ようとせず意欲がないこと、③以前、病棟患者が集団で院内売店へ買い物のため外出したときに、廊下沿いにあるトイレに入りトイレ内の小窓から脱け出し無断離院（病院から断りなく出ていくこと）したということ、の三つの理由です。無断離院事件以降、B君の家族はB君を病棟から一歩も出さないでほしいとの希望を出し、前主治医もその要望に応え外出禁止の措置を取っていました。B君は病院内の最重症患者の一人でした。

B君は診察時には、主治医の私に対し大声を出すことなどはありませんでしたが、自分の妄想世界の話を延々とし続けているという状態でした。私は、二、三回の診察後、統合失調症であることを病名告知し（「あなたの話からあなたの今の状態をまとめると、『あなたは、今こころや行動をまとめることがうまくいっていない状態』と言えますね。それを他の言葉で置き換えると、『こころや行動をまとめること』は『統合』となり、『うまくいっていない』は『失調』となり、『状態』は『症』となります。この三つの言葉をくっつけると『統合失調症』となります。あなたは、統合失調症ですからその治療をしましょう」）、統合失調症を治療するためには患者心理教育に参加することが必要であることを説明したところ、B君は納得して患者心理教育の「統合失調症に負けないぞ教室」（**付録7**↓133ページ）に参加するようになりました。参加後B君は、「ビデオを見たことが良かった。自分は、ビデオの中の自身のことを統合失調症と言っている患者に似ている。自分は統合失調症だ」と述べるなど、病識を持てるようになりました（注：ビデオは市販されているものではありません）。その後の診察で、病状の軽減と安定には薬の効果が安定維持されることが重要であること、そのために効果的なのは持効性注射剤（デポ剤）（**付録6**↓134ページ）であること、今飲んでいる内服薬と同じ成分の非定型抗精神病薬のデポ剤があることの情報提供をしたところ、B君は私の話を理解し自ら内服薬からデポ剤に切り替えることを選びました。

家族には、家族心理教育（家族教室と終了後の家族会のみすみ会）に参加してもらいました。B君は、私が主治医となって三カ月で退院し、退院後も家族と一緒に二週間に一回通院しデポ剤の筋注（筋肉注射）のみの単剤療法（**付録6**↓134ページ）で治療しています。B君は、以前のように昼夜逆転することなく、落ち着いて生活でき家族と外出することもできているようです。

以上が、主治医の私から見た退院までと通院中のB君の姿です。

私は、このようにまとめたものをよく症例として論文で発表したり著書に載せたりしていますが、主治医から見た事実だけでは本当の患者の姿は語れず、家族からの詳細な情報で補完されてこそ本当の事実としての治療上の患者の姿を語れることになるのだろうと思います。そういった意味で、以下の文章は、私が読むのかあるいはどのように使われるのかには頓着することなく、B君の母親が自由に書いたものですので、上記の私の文章と合わせて読んでもらえれば、本当の患者の姿を描き出す初の試みになると言え、価値のあるものとなるでしょう。

B君の母親は六月の拡大みすみ会の後、次のような手記を今回の取りまとめをしているみすみ会幹部に寄せています。（手記の中の「注」は私〔渡部〕による注釈です）

私たち親は、初めのうちはうつ病（注：気分の病気で抑うつや思考行動抑制が見られる）なのか、引きこもり（注：心理的、身体的、社会的要因から長期にわたって家の中に閉じこもること）なのかと思っていましたが、息子は次第に意味不明なことを話したり家族に突っかかってきたりするようになりました。そこに独り笑い、独り言が加わり、最後には家族への暴力となってきました。通院してはいましたが落ち着きませんでした。それで、入院させれば治るという（今から見れば誤った対応ですが）親の対応から、強制入院を繰り返す中で息子の病状は益々悪化していってしまいました。息子は病院嫌い、入院嫌いとなり入院しても無断離院するようになり、手に負えない患者になってしまいました。親の私はというと、毎日そういう息子に恐怖を持ち息子から逃げたいぐらいになっていました。このような息子との苦しい日々の記憶は、一生忘れられません。

家族に暴力を振るったので、ついに息子は措置入院となってしまいました。入院先の病院はたまたま渡部先生がいらっしゃるA病院でした。息子の入院期間がほぼ一年と長期化していたころ、渡部先生がA病院に来られたのです。A病院の玄関の受付には、渡部先生が書かれた本がたくさん置かれていました。私は、渡部先生の本を次から次へと読み、書かれている内容にどんどん引き込まれるようになりました。そして息子に教育入院（**付録8**→131ページ、**付録1**→141ページ）を受けさせたいと思い立ちました。そのころ、息子の病状は悪化し病棟内でも暴言が日常的でした。息子は長期入院のためもう限界の様子で、親子間の信頼関係も薄れ、面会しても長期入院になっていることから来る怒りを私に向けてきました。そんなときに、息子の主治医になってもらいたいことを病棟の看護師を介して渡部先生に伝えましたところ、先生はいとも簡単に引き受けてくださいました。渡部先生の素晴らしさに驚きました。それで、息子に「すぐ退院させてくれる先生に主治医を替わってもらってもいいか」と、私が問いかけましたところ、息子はすぐさま頷きました。息子にとっては願ったり叶ったりだったのでしょうから当然です。渡部先生から出された主治医交代の条件は、息子の患者心理教育の「統合失調症に負けないぞ教室」への参加と親の家族心理教育の「家族教室」への参加でした。息子は息子に対するこの条件を受け入れました。息子の「統合失調症に負けないぞ教室」への参加が終了したころ、渡部先生から退院を告げられました。先生の教育入院の方針から考えると予定通りではあったのですが、やはりびっくりしてしまいました。今までの長期の入院はいったい何だったのかと思いました。先生は、退院の話を私にされるとき、「大丈夫です。息子さんを信じてあげてください」と繰り返し言われました。実は私には、退院させることができるという喜びと再び悪夢のような息子との生活が戻ってくるのではという恐怖との間での葛藤がありました。でも、そんな私の不安な思いは不要でした。というのは、退院後の息子の様子から、息子の大きな変化というか回復へのスタートが既に切られていたのを知ることができたからです。

私たち家族は、「家族教室」終了後「みすみ会」にも継続参加しましたが、みすみ会に出席するたびに患者心理教育の「統合失調症に負けないぞ教室」と家族心理教育の「家族教室」が息子の回復に大きく役立っていることに気付くことができ、ワクワクと明るい希望が見えてくるようで楽しかったのを覚えています。みすみ会では、毎回のように渡部先生に質問したり、「一人ではないんだ」、「迷ったり悩んだりしたら、うまく過ごせている家族の真似をすればよいのだ」と自分に言い聞かせたり、みすみ会メンバーからのたくさんのアドバイスを受けたりして、そのたびにスーッと自分の心が軽くなるのを感じ救われました。同時に、このような経験を後に続くみすみ会の入会者に伝えなくてはとも思えました。最近は、他のメンバーの話を聞いてあげたいとの思いが強くなっています。

また、他の地域の家族会に出かけることがありますが、それらはどれもみすみ会のような明るく楽しい家族会ではありませんでした。そう思えてしまうのは、その家族会の方々が、症状があってもうまく対処ができればいいんだという考え方に代表される根本的な対処法や病気の理解ができていないため、なぜ治らないのか、よい薬はないのか、ということばかりに囚われているせいだろうと思います。だから、みすみ会と他の家族会とは根本的に違うのだと思います。みすみ会の私たちは、迷ったら渡部先生の本を読み、悩んだらみすみ会で話して助言を聞くようにしています。渡部先生の言葉に支えられているように思います。「うちはこうしたよ」というアドバイスを聴くことができます。みすみ会は本当に心強い繋がりのある家族会です。

渡部先生は、いつも家族も自分の人生を大切にするようにと言ってくださいます。私たちは心底救われた気持ちになりました。統合失調症患者とともに生きる生き方もみすみ会で学べました。まだまだ偏見の多い世の中ですが、恐る恐る生きていかなくてもよいと親が自信を持てるようになってから、息子もゆっくりのんびり自分のペースで穏やかな生活ができるようになったように思います。今は、そのような息子に寄り添える幸福感を感じられることに感謝しています。息子が渡部先生に退院させてもらってから間もなく二年が経とうとしていますが、息子は今もA病院にきちっと通院できていて、他の人に自分は病気であると言えるようにもなっています。

このB君の母親の手記からは、私が主治医になるまでの母親の困惑、主治医になってからの母親の期待と不安がないまぜになった心の動き、そして現在の安心と幸せがつぶさに見て取れます。B君がいかに重症であったか、重症患者であってもいかに患者心理教育と家族心理教育の効果が上がるかがよく分かります。

また、この手記には、統合失調症患者をもつ家族にとって大事な言葉やアドバイスが溢《あふ》れるほどたくさんあります。抜き書きしつつコメントしたいと思います。

❶他の地域の家族会は、どれもみすみ会のような明るく楽しい家族会ではありませんでした。そう思えてしまうのは、その家族会の方々が、症状があってもうまく対処ができればいいいんだという考え方に代表される根本的な対処法や病気の理解ができていないため、なぜ治らないのか、よい薬はないのか、ということばかりに囚われているせいだろうと思います。

コメント　家族会は、嘆く場所ではなく楽しめる場所になってこそ、患者の回復につながる大切な家族の集まりになるだろうと思います。そのためには、会を構成するすべての家族が納得し共有できる会の精神的支柱が必要です。みすみ会は、統合失調症治療の根本的理解をその精神的支柱にできているようです。素晴らしいことです。

❷家族も自分の人生を大切にするようにという言葉で心底救われた気持ちになりました。

コメント　人は自分が救われた分だけ他人を助けることができるのでしょうし、家族が自分自身の人生を大事にできてこそ患者の人生を本当の意味で大事にできるのだろうと思います。「家族も自分の人生を大切にするように」という私の言葉で、家族は張り詰めた力を抜くことができホッとしたのでしょう。家族は、力を抜いて自然体でいられてこそ、うまく患者を支えていくことができるだろうと思います。

❸偏見の多い世の中ですが、恐る恐る生きていかなくてもよいと親が自信を持てるようになってから、息子もゆっくりのんびり自分のペースで穏やかな生活ができるようになったように思います。

コメント　統合失調症の治療を理解し、世間体を気にしすぎることなく生きられるようになってこそ、患者と家族は統合失調症であっても自分たちの人生をうまく生きていけるように力まず努力できるのだろうと思います。

❹そのような息子に寄り添える幸福感を感じられることに感謝しています。

コメント　家族が患者の回復へ向かっての一歩一歩に家族自身の幸せを感じられるようになることが、家族が幸せに生きるということだろうと思います。

❺迷ったら渡部先生の本を読み、悩んだらみすみ会で話して助言を聞くようにしています。

コメント　本を読んで専門家の判断を確かめながら、仲間と話して力をもらいながら、患者を支えていくことは良いことです。

この章のまとめ

統合失調症患者をもつ家族の方々は、今の苦しさと将来への不安でたまらない状況にあると思います。「余裕を持て」、「焦らないで」、「嘆かないで」、と言われてもなかなか難しいのだろうと思います。しかし、この家族の手記にあるような病気の理解、上手な開き直り、対処の仕方、家族自身の人生の幸福の感じ方が患者の病気を良くし、家族に幸せをもたらすのだろうと思います。患者が病気を乗り越えようとする一歩一歩を家族が認め褒めて支持することができることに幸せを感じられるようになれば家族は必ず救われます。これが家族が幸せになる道です。

第二章

諦めてはいけない

✉あの日は、こんな日がやって来るとは思えませんでした。諦めてはいけないんです。

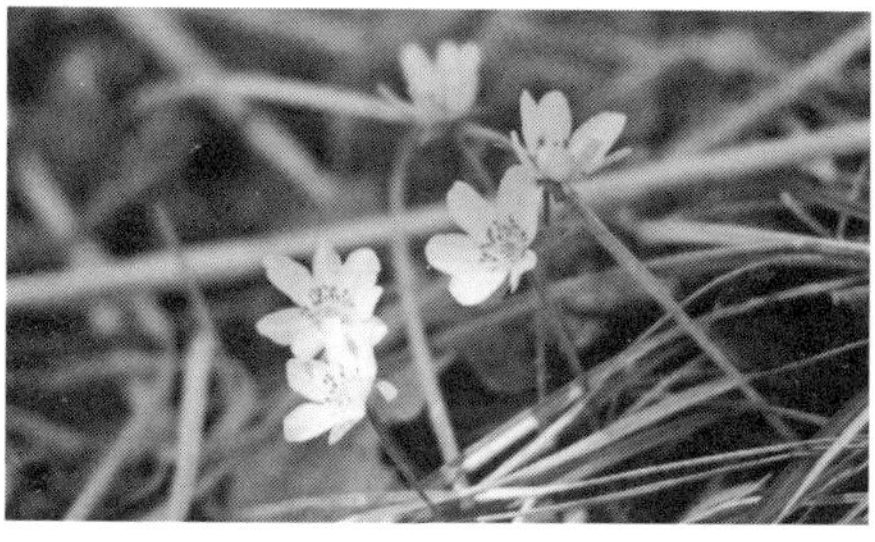

「あの日は、こんな日がやって来るとは思えませんでした。諦めてはいけないんです」――この言葉は、二十代の男性の患者C君の母親の手記にあったものです。しみじみとした幸せ感と家族が自分自身に言い聞かせる言葉の強さが伝わってきます。

C君は、頑固な被害妄想により二回の入院歴があります。一回目はある精神科病院に入院しましたが、病状は全く良くなりませんでした。二回目は、教育入院（**付録8** ↓131ページ、**付録1** ↓141ページ）を希望し、私の勤務するA病院に入院しました。C君はA病院入院中の診察時には一貫してずっと「大学の教授にハッキングされている。自分の考えが盗まれている。見張られている」などと病識なく、頻《しき》りに被害妄想を述べていました。服薬をきちっとして患者心理教育にしっかり参加したところ、妄想を述べるトーンは、退院時には入院前と比べて低くなっていましたが、相変わらず被害妄想は強固なものでした。退院した後は、C君は、家族教室とその後のみすみ会に継続参加している母親と一緒に、隣県から定期的に通院してきていました。私は、病識が十分ではないC君が妄想への対処をうまく行っていけるように、受診の度にC君に対しパソコンの使用やスマートフォンによる友人との会話の仕方など日常生活上の問題について、C君と相談しながらきめ細かな指導を続けていました。それだけでなく、私はいつもC君に「頑張れている、段々良くなっているから大丈夫だ」という言葉を掛けて褒め、安心させるようにしていました。C君は、私の指導に頷き了解でき笑顔も見られていましたが、大学教授を対象とした被害妄想は揺るぎなく、退院後の回復への歩みは遅々としたもののように思われました。しかし、C君は、服薬をきちっとできていましたので、大きく調子を崩すことはなくしっかりと外来に通ってきていました。私は、C君の病状が着実に良い方向に向かっていると判断していました。

寄せられたC君の母親の手記は、次のようでした。

統合失調症患者の息子と両親の私たちの三人が、今穏やかに暮らせています。息子は、就労支援センターに通い、無理のない就労での自立を目指しています（**付録9** →129ページ）。また、渡部先生のA病院で教育入院したときの入院患者仲間と電話で悩みや苦しみを話したりしているようです。あの日は、こんな日がやってくるとは思えませんでした。諦めてはいけないんです。

三年前のあの日、息子の通う大学院から突然、息子には大学院構内で全裸で寝そべるなどの奇妙な行動があるとの信じられない電話がありました。すぐさま大学院に向かい息子に会いました。息子の表情から、ただ事ではないと感じられましたので、すぐに大学院から家に息子を連れて帰りました。家に戻った息子は、独り言を言っていたり、メモのようなものを書き続けていたりして全く落ち着きませんでした。私は、不安でたまらず、息子を地元の精神科病院に連れていきましたところ、統合失調症と診断され入院となりました。息子は三カ月で退院になりましたが、入院中何度も薬を変えてもらったにもかかわらず、病気はちっとも良くなっていませんでした。困り果てていたとき、偶然渡部先生の本を見つけ読みました。先生がいらっしゃるA病院は隣県にあり、家から遠く車で一時間半ほどかかりますが、ぜひこの先生に診てもらいたいと思い立ちました。渡部先生の病院で診察の結果、一カ月半の教育入院となりました。息子は患者心理教育に出て、私たち両親は家族心理教育の家族教室に出ました。

私たち両親は、家族教室で習ったように、患者に共感して聴く家族の態度や巻き込まれすぎない患者家族関係を意識して振る舞うようになりました。先生からの指導を忘れず、家族として患者の妄想の言葉の背景にある不安や心配や感情を汲めるようになりたいと、努力してきました。これらが、家族が患者に接する鉄則のように思っています。先生が言われるには、家族の接し方で患者の病状が変わるということですから、希望を持とうと思いました。退院後、息子は次第に落ち着いてきましたし、最近は私たち両親も穏やかに生活できるようになれました。

家族教室終了後すぐ、みすみ会に入れていただきました。そのときは、渡部先生の本でみすみ会について知っていたこともあって、大変嬉しく思いました。みすみ会では、母親同士で気持ちを吐き出し、一緒に悩み励まされたことで助けられました。振り返ってみますと、初めのうちは、私がみすみ会に出かけるたびに、息子は、妄想が影響していたのでしょうが、私に「今日も洗脳されに行くのか」などと悪態をついていました。しかし、今は「気をつけて行ってきてね。Dさんによろしく」と優しく言ってくれるようになっています。母親の私が、みすみ会に参加することで元気になればなるほど、息子が回復してきたように思います。最初は難しかったのですが、IOWEE（**付録10** ↓128ページ）を心がけ、使う言葉を考え感情的にならないように気を配って話をすると、息子の表情が変わっていくのが手に取るように分かりました。

みすみ会が、名前が変わり愛知みすみ会となってからも、月に一度家族が顔を合わせ互いの悩みを語り合うのは、私たち家族会のメンバーの心の慰めになっています。

息子が病気にならなければ気づかなかったことが、余りにもたくさんありました。

私の人生を豊かなものにしてくれたのは、息子の病気を介して知り合ったみすみ会のメンバーとの出会いでした。そして、苦しいときにいつも一緒にいてくださった渡部先生と、先生が新潟に行かれた後も私の心の支えになった先生の数々の著書に感謝したいと思います。

私の治療風景と母親の手記から、次のようにまとめられるでしょう。C君の治療は難渋していたけれども、C君が通院と服薬を継続し母親のみすみ会への継続参加もあって、C君の病状は少しずつ改善してきています。最近は教育入院を一緒に受けた患者仲間に相談できるようになるまで良くなってきているようです。良かったと思います。

C君のように、患者が相談できるようになることが、統合失調症治療で最も大事なことです。私が統合失調症治療の臨床モデルとして発信している、教育‐対処‐相談モデル（**付録2** ↓139ページ）で説明していますように、患者が色々な人にうまく相談できるようになることが治療の目標であり、病から回復していることを示していると言えます。

C君の母親は、家族が患者に接する態度の鉄則として大事なことを言ってくれています。その部分を箇条書きに抜き書きしてみましょう。

❶家族の接し方で患者の病状が変わる。

コメント　否定も肯定もしないでひたすら傾聴（耳を一心に傾け心を澄ませて聴く）するという家族の態度が大切です。患者の病的言動を否定すれば患者は怒るだけですし、病的言動を肯定すれば病状が増悪するだけです。ただ聴く態度（傾聴）を取るとよいでしょう。聴いていると幻聴や妄想という病的言動は理解できなくても、病的言動の背景にある患者の不安や感情が理解できます。傾聴する家族の態度に、患者は安心し家族を信頼して家族に相談でき、家族の話も聞けるようになります。これにより、患者の病状は良くなる方向に変わってきます。

❷患者に共感して聴く家族の態度や巻き込まれすぎない患者家族関係を意識して振る舞う。

コメント　患者の立場に立って理解するようにして患者の話を聴いたり、患者に巻き込まれすぎて振り回されないようにうまく患者との距離を取って、患者に向き合っていくことが、患者家族関係では大切なことです。

❸lowEEを心がけ、使う言葉を考え感情的にならないように気を配って話すと患者の表情が変わってくる。

コメント　家族はいつもlowEEになるように心がけ、大きくもなく小さくもない音量の声でゆっくり話すとよいですし、言葉を発する前に一呼吸置くようにすれば適切な言葉遣いができて、患者を刺激することなく話したいことが伝わります。すると患者の表情も和らぎます。

❹患者の妄想の言葉の背景にある不安や心配や感情を汲めるように努力する。

コメント　❶のコメントを見てください。このような態度を取るには、時間をかけることが必要になってきます。どんなときでも早く解決しようとしてもうまくいかず解決しないものです。患者の話を聴き理解し患者を落ち着かせたいときには、時間を十分かけましょう。

❺家族会では、家族同士で気持ちを吐き出し、一緒に悩み励まされることで助けられる。

コメント　人は、話す前は何を喋《しゃべ》ってよいのか分からなくても、話しだすと自分の心がまとまってきたり、自分でも意識していなかった心が見えてきたりして、色々なことをうまく話せ相談できるようになります。ですから、家族会ではまず声を出すことが大事です。気持ちを言葉に変えて家族同士が話し合えれば、お互いを理解でき、励まし合うことができるようになります。

❻希望を持とうと思う。

コメント　家族は、どんなときでも諦めず患者は良くなるという希望を持つことが大切です。良くなる度合いや良くなるペースは、患者ごとに異なり様々でしょうが、明日は今より少し良くなっていればよいと考えるようにしましょう。そうすれば、必ず良くなっていきます。

❼親が元気になればなるほど、患者が回復してくる。

コメント　人は人からエネルギーをもらい生きる力に変えるものです。ですから、家族が元気になれば、そのぶん患者は家族からエネルギーをもらい、病気を乗り越えようと頑張る力が湧いてきます。

これらのことは、患者が回復するために大切な家族の在り方ですが、私が家族教室やみすみ会でいつも家族に話していることです。C君の母親は、私の指導をしっかり理解して実践されています。素晴らしいことです。この辺りのことは、これまでに出版した私の著書にも詳しく書いてありますので、詳しくはそちらをお読みいただくと分かりやすいだろうと思います。

この章のまとめ

C君は二回入院しており、最初の病院では薬物療法をいろいろ工夫してもらっていたようですが、C君の病状は一向に良くなりませんでした。私の病院では、薬物療法だけではなく患者心理教育と家族心理教育を受ける教育入院をしたことで、C君は同じ病気の仲間を持てるようになり、家族もみすみ会で話せる仲間ができたことで、患者と家族が穏やかに暮らせるようになれたということです。家族が家族教室とみすみ会で学んだ患者への接し方を実践し、諦めずにみすみ会に参加し続け元気になったことが、C君の病からの回復に役立ったと考えられます。このことが、母親に「あの日は、こんな日がやってくるとは思えませんでした。諦めてはいけないんです」という言葉を言わせたのでしょう。そうです、諦めてはいけません。

第三章

あかりのない長いトンネルから

みすみ会は私をあかりのない長いトンネルから引き出してくれました。

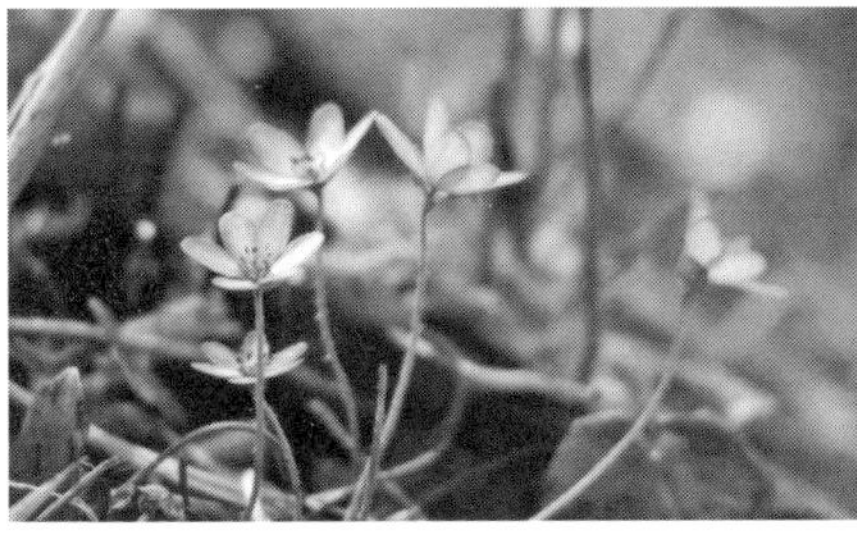

「みすみ会は私をあかりのない長いトンネルから引き出してくれました」――この言葉は、E君の母親が原稿募集に応えて記した手記の中で見られた最も印象的な文章です。E君の母親は、家族教室後の家族会であるみすみ会に出ていて、みすみ会は自分を「あかりのない長いトンネルから引き出してくれた」と感じたようです。この言葉からは、統合失調症の患者をもった母親のこれまでの長かった苦悩がうかがえますし、打って変わっての今の喜びも鮮やかに感じられます。

E君は、私が勤めるA病院に来るまでは、大学病院で薬物療法を受けていましたがその他の治療法はされず、結局何回もの入退院を繰り返していただけでした。しかも薬物療法は、いたずらに薬を変える（使用する抗精神病薬の種類を変える）だけで薬用量（一日に服用する薬の量）も少なく病状にふさわしい治療にはなっていませんでした。おそらく担当の医師は、E君が語る本当の症状を隠した話に判断を間違え、逆にE君の副作用（注：口が渇く、眠気がある、体重が増える、手足が震える、などが多い）にこだわる訴えばかりを気にしてしまって、薬用量を適切にすることができず少なすぎる薬用量での治療に終始してしまったのだろうと思います。その結果、病状は一向に好転せず、家族の苦悩は増すばかりとなっていました。

では、何が治療で必要だったのでしょうか。医師は、患者が病識を持てるような心理社会療法（**付録10**↓128ページ）を薬物療法と同時に実施するべきであったと考えられます。もし大学病院の担当医師がそうしていたら、薬物療法を適切にできていただろうと思います。心理社会療法を薬物療法に組み合わせた治療法になっていたら、病状は軽減し、薬物療法もE君が望むような副作用の少ない少量療法（**付録6**↓134ページ）にもできていただろうと思います。

もう一つ、患者と家族が教育‐対処‐相談モデル（**付録2**↓139ページ）による治療を理解できていたら適切な治療になっていただろうと思います。教育‐対処‐相談モデルによって、患者は症状があっても振り回されずにうまく対処し相談できていれば、自分らしく生きていけるから大丈夫だということが理解できますので、患者も家族も力まないで病気と付き合って生きていけるようになることが期待できます。教育‐対処‐相談モデルをいかに理解できるかが、薬物療法に関する問題点を心配し検討することより重大なことなのです。

この手記から分かることですが、最終的にE君の母親が力を出し、私の病院でE君に心理社会療法を薬物療法に組み合わせて行う急性期の教育入院を受けさせることができたことで、E君だけでなく家族全員の人生を変えることができたと言えるでしょう。
E君の母親は次のような手記を書いています。

息子は、十一年前の高校三年生のとき、私たちが理解できないことを言うようになりました。近くのメンタルクリニックを受診させたところ、うつ病だと診断されました。それで、私たちは、息子は一過性のストレスで調子を崩しているのだと軽く受け止めてしまいました。その後、首尾よく他県の某大学に入ることができて、息子は一人暮らしを始めました。しかし、夜中に要領を得ない電話をかけてくるようになったため、心配になり息子のところを訪れました。息子は、被害妄想のために部屋で過ごすことが怖くて下宿には帰れず夜を彷徨《さまよ》ったり、毒を入れられているからと食べられなくなったりで、痩せこけて無表情な姿になってしまっていました。私はその姿に驚き、大学に休学届を出し、すぐ家に連れ帰りました。
翌日、地元の大学病院を受診させたところ、統合失調症と診断されました。私は、医師から言われた病名を受け入れることができず、そのとき医師に何を尋ね何を喋《しゃべ》ったのかさえ覚えていません。ただ頭の中は、息子に限ってそんなことはないとの想いで一杯でした。息子も病気を認めず、薬や今後の治療についてどう説明されても息子の心には響いていないようでした。私は、たくさんの本を読みインターネットで調べ、良いと思われることはすべてやってみましたが、何の効果もありませんでした。息子は、その後大学病院で入退院を繰り返し、薬を飲んでいましたが、幻聴や被害妄想や暴力がひどくなるばかりでしたので、私は空しく悲しく苦しい毎日でした。息子は、同居する祖母に対する被害妄想がひどく、祖母がする咳を自分に対する嫌がらせと捉え、祖母に暴言を吐き殺してやるとまで言うようになりました。

そんな折、渡部先生の教育‐対処‐相談モデルについての本の新聞記事を見つけました。それで、さっそく先生の本を購入し読みました。ぜひ息子に教育‐対処‐相談モデルによる教育入院をさせ、自分も家族教室に参加したいと考え、渡部先生のいらっしゃるA病院に連絡を取りました。そのとき既に、大学病院での初診から八年が経ってしまっていました。

渡部先生の診察後、息子は教育入院をすることになりましたので、家族の私たちは家族教室に参加することになりました。先生は、息子の話を聞いた後、薬をすべて変更されましたので、全く違う新しい処方になりました。息子は入院しましたが、退院することばかりを考え、薬を飲みたくないので副作用の不安ばかりを先生に訴えていたようです。

しかし、息子は、教育入院をして患者心理教育で学んだことで、病気についての知識や病気の乗り越え方を身につけることができたようです。退院した後は、祖母に対する攻撃的な態度にも変化が見られ、自分で何とかコントロールしようとするようになりました。通院しながら薬も減って単剤療法（**付録6** ↓134ページ）になりました。

現在は、息子は入院することもなくデイケアに通い、先生から学んだ症状への対処法を駆使しながら病気と付き合っています。昔息子の目指した夢は、もう叶うことはないでしょうが、今は同じ病気の仲間と共に活動し、周りの人たちに支えられて、自分なりの回復の道を歩き始めています。

私の方は、家族教室とその後のみすみ会に参加させていただき、気持ちが楽になりました。みすみ会は、私を八年ものあかりのない長いトンネルから引き出してくれました。また、同じ悩みを持つ家族と交流し相談できる場と話す勇気と力をみすみ会にもらい感謝で一杯です。

行き詰まっていた私は、自分から変わらねばと思っておりましたので、先生から伺ったlowEE（**付録10**→128ページ）家族についてのお話は目から鱗《うろこ》の内容でした。日々の生活の中で、いつもlowEE家族であり続けることは難しいのですが、lowEE家族であろうということは、心の中では忘れたことはありません。これから先も今まで以上に長い二人三脚の旅が待っていると思いますが、焦らずゆっくりと周りの風景を楽しむ余裕を保ちながら歩んでいきたいと思っております。

私は、息子が少しずつでも前進していることを確認できることが嬉しく、この幸せが体力を消耗しやすくなった近頃の私のエネルギー源になっています。

この手記にある素晴らしい言葉や統合失調症患者をもつ家族にとって大事な言葉を箇条書きに抜き書きしてみましょう。

❶息子（患者）は、教育入院して患者心理教育で学んだことで、病気についての知識や病気の乗り越え方を身につけ、自分で何とか病気をコントロールしようとするようになりました。

コメント　患者心理教育では、患者は病識を持てるようになり、病気について理解し、症状への対処法と病気を管理する技術を身につけられますので、病気を乗り越え自分らしく生きられるようになります。

❷息子（患者）は、学んだ症状への対処法を駆使しながら病気と付き合っています。

コメント　患者は、自分なりの症状への対処法をたくさん持っていた方が病気の管理をうまくできます。対処法は認知行動療法として学ぶとよいでしょう。私は、「統合失調症に負けないぞ教室」を認知行動療法として行っていて、その中で対処法について学んでもらっています（**付録7** ↓133ページ）。

❸息子（患者）は、今は同じ病気の仲間と共に活動し、周りの人たちに支えられて、自分なりの回復の道を歩き始めています。

コメント　全く病識のなかった患者が、病気の仲間を作ることができたということは素晴らしいことです。現在は、患者は患者同士の相談や医療・福祉スタッフへの相談もうまくできているのだろうと思います。自分なりのペースと方法で回復への道を進んでもらえれば大丈夫です。

❹家族は、家族会で同じ悩みを持つ家族と交流し相談できる場と話す勇気と力をもらいました。感謝で一杯です。

コメント　家族は孤立せず仲間を作ることが大切です。この母親は、家族会でうまく仲間と話せるようになれたことが良かったと感謝しています。母親は、家族会の意義を分かっていると言えるでしょう。

❺私（家族）は、日々の生活の中で、いつもlowEE家族であり続けることは難しいですが、lowEE家族であろうということは、心の中では忘れたことはありません。

コメント　lowEEは、家族の患者に対する態度として大切なことですが、常にlowEEであり続けることは難しいことです。しかし、lowEEを十分実践できていないと思えても、lowEEを意識した日常を心がけるようにしていられれば、家族の患者に対する言葉や態度は、lowEEを理解していないときと比べると必ず違っているはずです。あるいは、lowEEを意識していれば、患者に対して相応《ふさわ》しくない言葉や態度になる頻度は減っていると思います。

❻これからも二人三脚の旅が待っていると思いますが、焦らずゆっくりと周りの風景を楽しむ余裕を保ちながら歩んでいきたいと思っています。

コメント 患者が病を乗り越えるための道は険しく、立ち塞ぐ壁は高いと思いますので、家族は患者に寄り添い、患者を急がせることなく諦めさせることなく、上手に患者との距離をとりつつ相談に乗りながらサポートしていくことが大切です。

❼私（家族）は、息子（患者）が少しずつでも前進していることを確認できることを嬉しく思っています。

コメント 患者の回復への小さなステップであっても、家族が褒めることができ、それに嬉しさを感じられると、患者も家族も幸せになれるのだろうと思います。

この章のまとめ

E君の母親は、初めは患者と同様に病気を認め受け入れることができなかったようです。

それで、患者と家族は、適切でない治療を続けてしまうことになっていました。患者は病状が良くならず、家族も「あかりのない暗く長いトンネル」のような心の晴れない苦しく悲しい毎日となっていたようです。患者が教育入院をした結果、家族が家族教室に参加しその後の家族会（みすみ会）に入れたことで、母親はいつ脱出できるか分からなかった長いトンネルから引き出され、心が楽になったようです。今や、患者も家族も教育入院で学んだこと（患者は対処法、家族はlowEE）を実践しながら、それぞれの仲間と一緒に前へ進もうとしています。さぞや軽やかに歩めているだろうと思います。母親の手記からは、じわっと湧いてくる母親の嬉しさが感じ取れます。母親は、みすみ会に参加することによって、統合失調症患者をもっていても、悩むことなく、焦らずゆっくりと患者と二人三脚で、幸せへの道を歩み始められているように思います。

第四章

怒らなくなって六年

もう患者を怒らなくなって六年になりますが、患者は自分から家事をしてくれるようになりました。

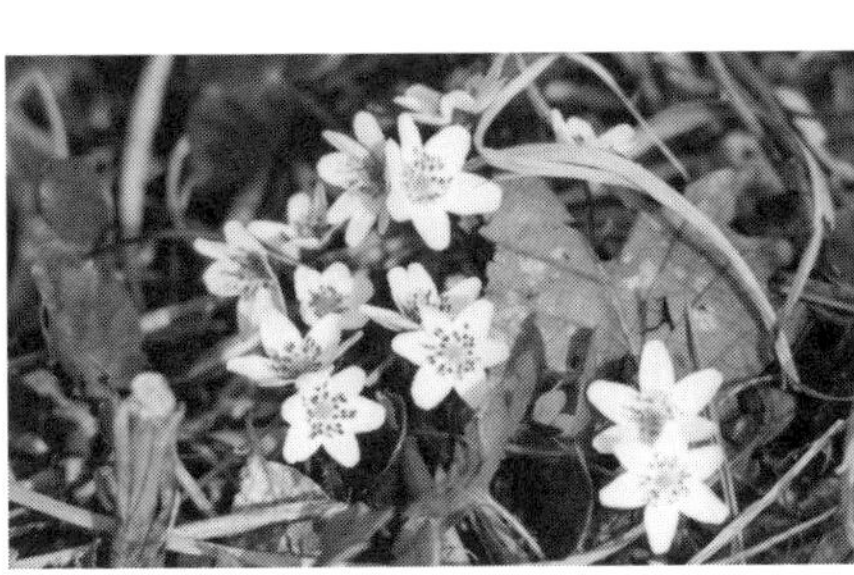

Ｆさんは、私のいるＧクリニックに遠方から両親と一緒に通院していました。私が初めてＦさんを診察したときは、Ｆさんは「仕事のための外出は、思うようにはできていないが、大丈夫だ」と言うのみで診察に対して拒否的で多くを語ろうとせず、取り付く島もないと思えるほどでした。病名告知し少量の薬を飲むように指導しましたが、再診時のＦさんの話（いつも「薬はまだある」と言う）からは、処方どおりには飲めていないように思えました。私は、このままでは、治療をうまく進めることができないと判断し、しばらく経った頃、通うのがまた少し遠くにはなるが、私がＡ病院で行っている患者心理教育の「統合失調症に負けないぞ教室」に参加するようにと指導しました。

Ｆさんは愛知県の東の端（名古屋市のはるか東方）に住んでいて、Ｇクリニックは愛知県名古屋市にありますので、Ｆさんにとっては、Ｇクリニックはまだ来やすかったと思います。しかし、Ａ病院は愛知県の西の端（名古屋市の西方）にありますから、通うにはかなり遠くまで出かける必要が出てきますので、電車が苦手なＦさんにとっては、勇気がいることだっただろうと思います。

しかし、幸いなことにＦさんは、頑張って患者心理教育に参加しに来てくれました。Ｆさんの両親もＡ病院で行われている家族心理教育に参加し、その後のみすみ会にも継続参加するようになりました。Fさんは、次第に処方どおりに服薬できるようになりました。その後、幻聴、被害関係妄想、外出困難などの症状改善が芳《かんば》しくないので、薬を増やす必要があると説明しましたところ、今度はFさんは了解ししっかり飲んでくれるようになりました。以前のFさんなら了解しなかっただろうと思いますが、これも教育の成果だろうと思います。また、患者心理教育で習った症状への対処法も自分なりに考えて実行するようになってきました。その結果、Fさんは日常生活を以前より楽に送れるようになりましたし、家族にも素直に話せるようになりました。また、Gクリニックでの診察時は、明るい表情で私に本当のことを話して相談してくるようになりました。

最近は、いつも一緒に診察室に入る家族からも笑顔がこぼれています。

以下は、Fさんの父親の手記です。


患者である娘は十三年前に発症しました。大学一年のときで、私たち親は、娘について「何か変だ、どうしたのだろう」と感じていました。娘は次第に、外出したり友人に会ったりすることが少なくなり、家にいる時間が長くなってきました。親との会話も減ってきました。娘は「テレビ、新聞が自分を責めている、人の目が気になる」

などと言い始め、果ては「盗聴盗撮されている」とも言い出しました。また、リストカットや家出もするようになってしまいました。しかし、私たちは、娘が病気であるとは考えつきませんでした。

私は、娘を怒ったり宥《なだ》めたり励ましたりして、やっとの思いで大学を卒業させ就職させましたが、娘は約半年で退職してしまいました。仕事場で悪口を言われる、怒られるということがその理由でした。私たちは、娘と何度も話し合いましたが、娘は口を閉ざし何も話してくれませんでした。

数カ月後、娘は納得しませんでしたが、やっとの思いで病院に連れていきました。しかし、娘は自分は病気ではないと言い張り、一度だけの受診で終わってしまいました。その後も、別の二つの病院に連れていきましたが、同様で娘は病気を認めずいずれも一回だけの受診となりました。

そんな折、ふらりと入った街の書店で精神障害に関する本を読んでいて、統合失調症という病気があることを知りました。そして、渡部先生の著書を見つけ読み感銘を受けました。さっそく渡部先生が勤務するGクリニックに両親で娘を連れていきました。娘の診察を受ける態度は、拒否的なものでした。しかし、今回は二週に一度の受診を了解し、通院を始めることができましたので、親としてはホッとしました。

最初は、娘は服薬をきちっと守らなくて困りましたが、半年ぐらい経ったころから毎日薬を飲んでくれるようになりました。しかし、病状はあまり変わりませんでした。そのころ、渡部先生から娘にA病院で行っている患者心理教育に参加するとよいという指導がありました。私も家族心理教育に参加するようにと言われました。

渡部先生は転勤されもういらっしゃらないのですが、お陰で最近は、娘は一人で電車に乗りGクリニックに通院するようになっています。娘は、電車の中での人の声や視線をあまり気にしなくなりました。病識ができたのでしょう、娘は自分自身に言い聞かせていると言い、人混みの中にも平気で入っていけるようになっていますし、みすみ会に参加している家族の子の患者たちとも電話をしたり手紙を出し合ったりして交流しています。家では、自分から家事をしてくれるようにもなっています。

私たちは、家族教室とみすみ会で多くの統合失調症患者をもつ家族と一緒に勉強していくことが大きな心の支えとなっています。家族教室で、まずは自分たち親が変わらなければいけない、患者に寄り添うことが大切だと教えていただきました。娘を怒らなくなってもう六年になります。まだまだ安心はできませんが、娘との二人三脚で病からの回復の道を焦らず進んでいきたいと思っています。みすみ会には継続して参加していますが、毎回メンバーと交流し情報を交換できて嬉しく思いますし、いつも病に立ち向かう勇気をもらえ心強く思っています。

親として、娘が一番苦しいときに、病に気付かず相談に乗ってあげることができなかったことは、今でも悔やんでおります。しかし、渡部先生は、いつからでも遅くないので、正しい治療法を理解しようとすることが、患者の回復と家族の幸せには大切なことだとおっしゃいます。この言葉をかみしめながら、今後も娘を支えていきたいと思います。

Fさんの父親の手記に見られた大事な点を挙げ、抜き書きしてみましょう。

❶家族教室とみすみ会で、多くの統合失調症患者をもつ家族と一緒に勉強していくことが大きな心の支えとなっています。

コメント　家族は、一人で病気について勉強しようとすると効率が悪いですし、適切な治療法を見つけるのは大変です。ひょっとしたら、間違った方向に行ってしまう可能性もあります。市販されている本には、難しい学術的なことが書いてあるだけで、家族や患者が実践的に知りたいことが書いてなかったり、間違った民間療法が書かれてあったりしますから注意が必要です。正しい治療法を知ったうえで、皆で支え合うというみすみ会のような家族の集まりに入って勉強していると、効率的に適切で実践的な治療法について学べます。新たに家族会に入ったばかりの家族は、ややもすれば統合失調症患者をもっていることからくる孤立感や不安や恐怖に負けてしまいそうになっているものですが、頼りになる仲間のいるみすみ会では、そのようなことなく安心していられるんだろうと思います。

❷娘（患者）を怒らなくなってもう六年になります。

コメント　この父親は、大事な家族の態度であるlowEEをよく理解していて、患者を「怒らない」で「褒める」ようにしているのだろうと思います。それが六年続いているとは大したものです。今後もそのような態度を続けていけるとよいでしょう。

❸まずは自分たち親が変わらなければいけない、患者に寄り添うことが大切だと教えてい

ただきました。

コメント 患者の病気が良くなるには、患者が病識を持てることが必要となりますが、なかなか難しく時間がかかることです。一方、家族が病気が良くなるための家族の在り方を学び、そうなるように家族が変わることは、患者が病識を持つことより容易で短時間にできます。変われた家族に安心し信頼できるようになると、患者は回復に向かって頑張るようになり病識を持てるようにもなるでしょう。患者を見捨てず突き放さず、患者をサポートしつつ患者とともに病からの回復に向かって一緒に歩んでいくことが大切です。

❹娘（患者）との二人三脚で病からの回復の道を焦らず進んでいきたいと思っています。

コメント ❸についてのコメントを参照してください。病からの回復は、焦るとうまくいきません。患者も家族もゆっくりでいいんだと、自分に言い聞かせるようにするとよいでしょう。

❺みすみ会には継続して参加していますが、毎回メンバーと交流し情報を交換できて嬉し

いし、いつも病に立ち向かう勇気をもらえ心強く思います。

コメント　みすみ会の意義は、家族間の情報交換ができ、頑張れている家族から病気を乗り越えるための力と勇気をもらえることです。みすみ会は、個々の家族が救われる大きな家族としての役割があるのだと思います。大の大人が緊張を解き心から休める場所はそんなにはないと思いますが、みすみ会はそのような場所なのです。大切にしましょう。

❻いつからでも遅くないので、正しい治療法を理解しようとすることが、患者の回復と家族の幸せには大切なことです。

コメント　これは大事な考えです。人生のうちで、いつでもよいので正しい治療法に舵《かじ》を切ることが、人によって程度は様々ですが患者の病状の改善や病からの回復につながります。

Fさんの父親の手記にあったこのようなことは、統合失調症患者をもつ家族にぜひ心掛けてほしいことです。本当に大切なことです。家族教室と家族会が心の支えとなっていると感じられるのは素敵なことです。必ず回復に向かうことができるでしょう。

この章のまとめ

Fさんの両親は、患者を怒らなくなって六年になるそうですが、Fさんの父親は家族はlowEEであるべきだということを家族教室で習い、みすみ会でその大切さを確認し、lowEEを実践していて、自分自身が変わろうとしています。立派なものです。その結果、患者心理教育を受けたFさんは安心し、レジリエンス（抗病力、回復力、自然治癒力、生きる力）を高めることができ（**付録2**→139ページ）、病気とうまく付き合いながら、自分から家事をするなど意欲的になれているのだろうと思います。

第五章

患者も家族も幸せ

✉ 一切の外界との関わりを絶っていたあのころを思うと、今は患者も家族も幸せです。

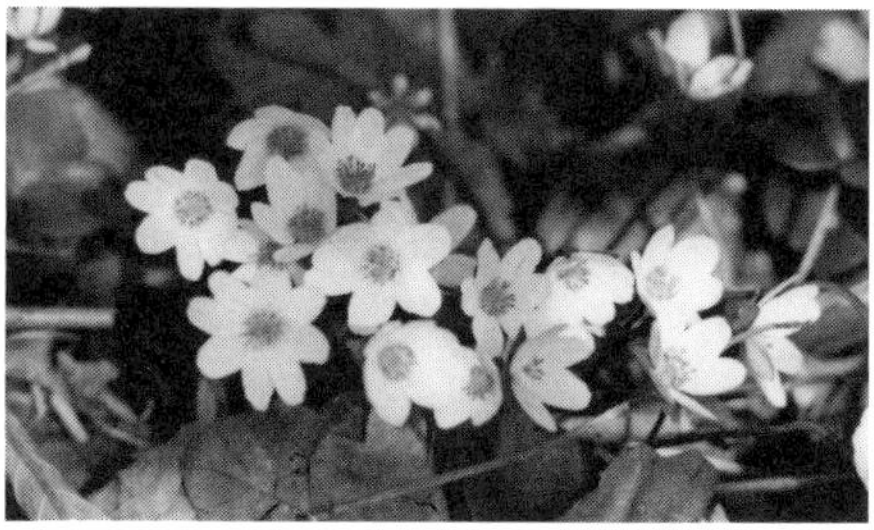

「一切の外界との関わりを絶っていたあのころを思うと、今は患者も家族も幸せです」――この言葉は、家族教室に参加したあと、みすみ会に継続参加しているH君の父親のものです。H君は、父親がどのように促しても病院を受診しようとしないため、父親がどうしたらよいのか分からず困り果て、私が主宰する家族教室とみすみ会に救いを求めて来ていました。H君は、以前ある病院に入院したことがありましたが、退院して以来、引きこもり昼夜逆転の生活になっていて、外出せず床屋にも行けないことから、頭髪は伸び腰までの長さがあるとのことでした。あるみすみ会で父親は、「息子（H君）をどうにかして、この病院に連れてきて先生に診てもらいたいが、どうしたらよいか」と私に質問しました。私は父親に、「（父親が持っている）私の本を患者（H君）に見せ、『この本を書いた先生に会って話を聞いてもらおう。この先生は、治療というのは薬だけではないと言っているよ』と話して受診を促してみてください」と、指導しました。その後しばらくして、H君は、父親とともにA病院の私のところにやってきました。私は、診察してH君に「あなたの今の状態は、心や行動をまとめることがうまくできていない状態です。言い換えると『統合』『失調』『症』ということになります」と伝える病名告知をし、「薬はあなたを助けてはくれますが、統合失調症は薬だけで治療するのではありません」と統合失調症治療について説明したうえで、治療をしていくことの大切さを説明しました。「よく受診しましたね」と受診したことを褒め、「まずはあなたを救ってくれるだろう薬を考え処方するので、薬を飲んでみて来週受診してください」と伝えました。

ところで、みすみ会で父親から質問を受けたとき、H君の髪の毛は腰までの長さがあると聞いていましたが、初診時のH君は短髪になっていました。「髪の毛はどうしたのか」と尋ねたところ、H君は「自分で切ってサッパリして、来ました」と言いました。H君は、覚悟を決めて私のところに来たのだと分かりました。

H君が二回目の受診のために来院した際、「たった一度の人生を大事にするには、病気に打ち勝つ必要がある。そのためには、患者心理教育に参加するとよい。外来からでも参加できるが、教育入院をした方が効果的である」ということをH君に説明しました。すると、H君はすぐ了解し教育入院となりました。私は「病気は良くなるからね。入院できて良かったね」と病棟へ向かおうとするH君に声かけしたところ、H君は私の方を振り返り、「父親のお陰です」と答えました。私は、感心するとともに、「お父さんに感謝しないとね。頑張ろう」と再び声をかけ、H君が病棟へ向かうのを見送りました。

H君は、教育入院を終え、「服薬継続の必要性や症状への対処法を理解したし、生活リズムも大丈夫だと思う、デイケアを利用したい」と言い退院していきました。その後は、規則的に私のところに通院していましたが、自分に合った通えそうなデイケアを決めかねているようでした。

以下は、H君の父親の手記です。

息子は三年半前に発症しました。大学院を卒業後、就職しましたが続かず、再就職した会社の寮の周辺を徘徊しているところを保護され、I病院に三カ月入院しました。退院しましたが、すぐに以前の昼夜逆転の生活に戻ってしまったので、生活リズムを再度整えるために二回目の入院をさせることにしました。しかし、息子は入院中に無断離院し家に帰ってきてしまいました。そして、もう病院には戻らないと言うため、仕方なく通院に切り替えました。一カ月ほどしたときには、通院しないし薬も飲まないと言いだし、その後は再び昼夜逆転の生活になってしまいました。私は困り果てて保健所に相談し、引きこもりの親の会に通いだしました。その会で、渡部先生の著書と先生がいらっしゃるA病院を紹介していただきました。すぐA病院に行き、渡部先生に相談しました。私たちは、息子が統合失調症であるらしいことについては半信半疑の状態でしたが、渡部先生に確かに統合失調症であると説明されショックを受けました。しかし、すぐに家族教室に参加する手続きをして勉強を開始しました。家族教室終了後はみすみ会にも継続して参加しました。私が家族教室とみすみ会に参加し始めてからの約一年間、息子は相変わらずで引きこもったままでした。

私は意を決して、息子に、入院させないから一度渡部先生に診てもらおうと話しました。初診のときは、朝の外来予約でしたので、いつもは寝ている時間でもあり息子が起きてきて病院に行ってくれるか心配でした。しかし、息子は病院に行ってくれ、何とか渡部先生に診てもらえ、来週また来るようにと先生から言われました。二度目の診察時、息子は渡部先生から、「患者心理教育に出るとよいと思うが、外来からだと毎週病院に来るのが大変だから教育入院したらどうか」と言われました。そうしたら、息子は「ハイ」と二つ返事で承諾しました。私はびっくりしました。あれだけ入院は絶対嫌だと言っていた息子だったので、まるで魔法をかけられたようでした。入院の手続きをしながら先生に「病気は良くなるからね。入院できて良かったね」と声をかけられた息子は、「父のお陰です」と言いました。一年間私たち両親で家族教室とみすみ会に参加していたことを息子は好意的に見てくれていたのだと思い嬉しくなりました。そして、先生への感謝の気持ちで一杯になりました。

退院後、息子は、デイケアに行くために何カ所か見て回りましたが、結局デイケアには行けませんでした。しかし、教育入院の効果でしょう、二週間に一回の通院と服薬は確実にでき、幻聴や妄想の症状はなくなっているようでした。その後、デイケアに行く代わりにと、息子は毎日自転車に乗り図書館に行くようになりました。図書館の休みの日はプールに行っています。以前は、息子との会話はほとんどありませんでしたが、最近は、息子は図書館やプールでの様子を私に話してくれます。

今、息子が私に携帯電話を修理したいと言って寄ってきています。

一切の外界との関わりを絶っていたあのころを思うと、今は患者も家族も幸せです。

この手記のポイントを抜き書きしてみましょう。

❶一年間私たち両親で家族教室とみすみ会に参加していたことを息子（患者）は好意的に見てくれていたのだと嬉しくなりました。

コメント 家族が家族心理教育に参加していることや、病気の理解をして患者をサポートしようとしていることは、自然に患者に伝わります。その結果、患者は安心を高め家族を信頼するようになります。勉強している内容を患者と話し合えるともっと患者家族関係を良くすることができるでしょう。

❷教育入院の効果でしょう、二週間に一回の通院と服薬は確実にでき、幻聴や妄想の症状はなくなっているようです。

コメント　患者心理教育では、長期間の治療継続の重要性や薬の効果などを説明していますが、患者はそのことをよく理解できたのだろうと思います。立派なものです。

❸デイケアに行く代わりにと、息子は毎日自転車に乗り図書館に行くようになりました。図書館の休みの日はプールに行っています。

コメント　統合失調症治療の基礎は、生活リズムを作り維持することですので、デイケアに参加することは良い方法です。しかし、生活リズムを作る方法はデイケアだけではありませんので、他の社会資源（社会生活支援センター、作業所など）を利用してもよいですし、図書館に通ったりスポーツジムやプールを定期的に利用したりしてもよいでしょう（**付録9** ↓129ページ）。

❹以前は、息子（患者）との会話はほとんどありませんでしたが、最近は、息子は図書館やプールでの様子を私に話してくれます。

コメント 患者は、患者心理教育でコミュニケーションの重要性を学んでいますし、病状が改善して家庭での安心と自信が高まった結果、家族との会話をうまくできるようになったのだろうと思います。

❺一切の外界との関わりを絶っていたあのころを思うと、今は患者も家族も幸せです。

コメント 統合失調症では自分の心の世界に閉じこもって（自閉）引きこもり、孤立してしまいがちです。あるいは、病状に支配されて家族を寄せ付けないことにもなりがちです。患者と家族が病からの回復のために一緒に頑張っていられることに幸せを感じられるのだろうと思います。素晴らしいことです。

この章のまとめ

家族が、病気を受け入れ、病気を理解しようと家族心理教育に継続して参加して頑張っていることは、自然と患者に伝わるものです。そのように家族がしていると、家族への患者の信頼が高まり、患者が家族に色々な相談をしてくるようになったり、患者家族間のコミュニケーションが良くなったりすることが期待できます。

H君は、退院時に考えたようにはデイケアに通うことができていませんが、それに代わる自分なりの他のやり方で日常生活のリズムを作れています。教育入院の効果であり、それでよいと思います。患者が一切の外界との関わりを絶っていたあのころを思うと、今は患者も家族も幸せですと言える父親は、本当に幸せ者だと思います。家族が家族会のみすみ会に出続けていたことが、患者を救い家族を幸せにしたとも言えるでしょう。

第六章

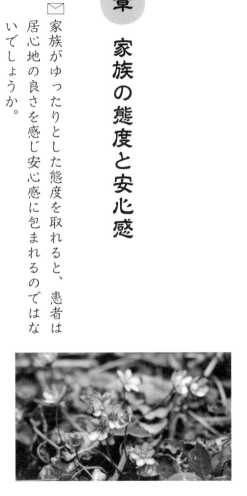

家族の態度と安心感

家族がゆったりとした態度を取れると、患者は居心地の良さを感じ安心感に包まれるのではないでしょうか。

「家族がゆったりとした態度を取れると、患者は居心地の良さを感じ安心感に包まれるのではないでしょうか」——これは、J君の父親の言葉です。家族がこのように考えられるようになると、患者は必ず良くなります。心の病気のすべてに言えることでしょうけれども、患者の環境調整がうまくでき患者のストレスを小さくできると、患者の安心度が高まり、患者は周囲の援助を受け入れやすくなります。そうすると、患者のレジリエンスが向上し、患者が心のエネルギーを増やしうまく使えるようになりますので、病気が良くなっていくことが期待できます。

J君について紹介しましょう。

J君は、意欲が出ない、理由なく苛々してきて家族に暴力を振るってしまうという訴えで、私のいる名古屋のK病院を受診しました。私が治療していましたが、興奮して暴力を振るうたびに入院を繰り返していました。父親は暴力の対象となり、いつも打撲や怪我が絶えませんでした。痛々しく気の毒なほどでした。しかし、J君は、薬をきちっと飲めるようになってからは、比較的穏やかになってきたように思います。父親は、家族教室とみすみ会（愛知みすみ会を含む）に参加し続けていますが、愛知みすみ会に参加している家族の中では、最も長く家族会活動し続けているメンバーの一人です。みすみ会では、父親は、患者に対する家族の態度などについて、私によく質問をしてきました。家族は、質問して専門の医師に直接話ができ、自分の患者に対する態度が妥当なのかや、修正する必要があるのかを確認できることで、家族自身の納得と安心が得られるのだろうと思います。

以下は、J君の父親による手記です。

最初の頃は何も解らず、精神論のみで患者を立ち直らせられると甘く考えていました。渡部先生が勤める名古屋のK病院の家族教室に参加してからは、私の考えが大きな間違いであることに気づきました。家族は患者の早急な回復を望みがちですが、焦らず、highEE（**付録10**　↓128ページ）にならず、回復への道を急がないことが統合失調症治療では大切であることを家族教室で教えられました。患者である息子の症状は陰性症状（注：意欲減退、引きこもりなどの症状）が主であったこともあり、親としては、薬物療法の大切さは理解できるものの服薬効果を十分に実感できませんでしたので歯がゆいものがありました。渡部先生から、家族教室で薬による陰性症状の改善は中々難しいものだということは教えてもらっていましたが、その通りだと思えました。でも、患者は、患者心理教育に出て病気を乗り越える方法について、徐々に理解してくれるようになったように思います。退院して七年になりますが、病識を持てて抗精神病薬を始めとする薬の効果を理解して服薬できるようになっているようです。しかし今でも、患者は、時折苛々から暴力を振るうことがあります。その度に、家族は緊張しますが、lowEEで対処しようと心掛けています。以前よりは、うまく対処できるようになっているように思います。家族がゆったりとした態度を取れると、患者は居心地の良さを感じ安心感に包まれるのではないでしょうか。この安心感が、患者の家族に対する信頼につながるので、大事なのだろうと思っています。

この父親の「最初の頃は何も解らず、精神論のみで患者を立ち直らせられると甘く考えていました」という言葉は印象的です。全国の多くの家族の方が、このような考えをしているのではないかと思います。ぜひこの父親の素直な語りから学んでいただきたいと思います。統合失調症という病気について、薬の効果について、家族の対処術について知ることが、このような考えを改め、本来持っている家族の優しさを引き出すことにつながるだろうと思います。統合失調症は、「心や行動をまとめることが今うまくいっていない状態」

であり、「状態とは変化するものなので、適切な治療によって必ず統合失調症は良くなる」という理解をできるようになることが最も大切なことです。

この手記の中で見られた大事なところを抜き書きしてみましょう。

❶家族は、患者の早急な回復を望みがちですが、焦らず、highEE にならず、回復への道を急がないことが統合失調症治療では大切であることを家族教室で教えられました。

コメント　この父親は、家族教室に参加することで、統合失調症患者をもつ家族にとって大切な知識を得て、大切な態度を取れるようになっているようです。また、父親は薬の効果の不十分さに納得し、それを補う家族の対処術の必要性も納得していますので、安心できます。

❷患者は、時折苛々から暴力を振るうことがあります。その度に、家族は緊張しますが、lowEE で対処しようと心掛けています。

コメント　患者の暴力に耐えかねることがあっても、何とか lowEE で対処しようとしています。この父親の態度は、必ずや患者の回復を促す力になるだろうと思います。

❸家族がゆったりとした態度を取れると、患者は居心地の良さを感じ安心感に包まれるのではないでしょうか。安心感が患者の家族に対する信頼につながるので大事なのだろうと思います。

コメント 家族の適切な病気の知識が、心の余裕とその現れであるゆったりとした患者に対する態度をもたらします。その結果、患者の家庭での安心と家族への信頼が生み出されるだろうと考えられます。

この章のまとめ

家族は、独りよがりにならず、積極的に病気の勉強会である家族教室に参加して、正しい病気の理解を通したあるべき家族の態度の習得をすることが大事であると言えるでしょう。そして、家族は、患者の病からの回復を焦らず急がず、患者に対して lowEE で対処しようとすることが必要であると理解することが大切です。家族が lowEE であることは、患者の安心感を高め家族に対する信頼感を強めますので大切なことだと言えます。

第七章

素直に話せるみすみ会

✉みすみ会では皆さんが素直に話をしています。
そういう雰囲気なんです、みすみ会は。

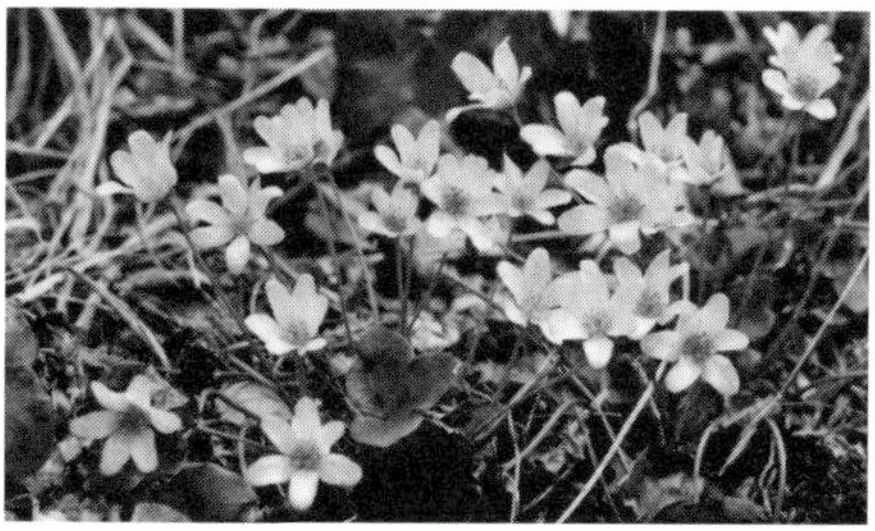

「みすみ会では皆さんが素直に話をしています。そういう雰囲気なんです、みすみ会は」――これは、患者Kさんの父親の言葉です。素直な心が溢《あふ》れている家族会であるみすみ会の様子をよく表している言葉です。

Kさんの両親とは、私が受け持ったある文化講座にKさんの両親が受講されてからのお付き合いになります。私は、中日新聞《ちゅうにちしんぶん》（名古屋市に本社があり東海地方最大の発行部数を誇る新聞社）が企画運営している中日文化センター（東海地方の主要都市にたくさんある中で、名古屋市栄《さかえ》にあるセンターの講座数は日本最大級と言われている）からの依頼を受け、平成二十五年七月～九月に名古屋市栄で、平成二十五年十月～十二月に岐阜県岐阜市で、平成二十六年四月～六月に愛知県一宮《いちのみや》市で、と立て続けに東海地方の三カ所で、「統合失調症からの回復を願う家族の大切なこと」などと題して一般市民向けの講座（一講座三回シリーズ：月一回、一回一時間三十分で三カ月連続）を受け持ちました。名古屋市の中心部の栄で開いた講座では、センター最大の講義室に毎回百人を超える市民が詰めかけ熱心に受講していました。その人数の多さに驚くとともに、統合失調症について様々に悩んでいる人がたくさんいるということを改めて感じました。この栄での講座が終了した後、何組かの家族がA病院の私のところを訪れました。Kさん家族もそのような家族の中の一組でした。Kさんには外来患者として患者心理教育に、Kさんの家族の方には家族心理教育に参加してもらいました。Kさんの父親は、家族教室終了後、みすみ会に参加するようになりました。Kさんの父親のような経緯でみすみ会に入られた方は、愛知みすみ会会員の中で最も新しい部類に入ります。そんな新しい会員の話を手記の形で伺うことができるのは、みすみ会の最近の姿を知るのに有用だろうと思います。

以下は、患者Kさんの父親の手記です。

平成二十五年七月に、名古屋市栄の中日ビルにある中日文化センターで開かれた渡部先生の統合失調症の講座（三回シリーズの勉強）に出席したのが、渡部先生との出会いでした。私たちは、先生の講義に感銘を受け、その講座終了後すぐに、A病院に連絡を取り、患者である娘Kは患者心理教育の「統合失調症に負けないぞ教室」に、私たち両親は家族心理教育の「家族教室」に参加させていただきました。私たちは、家族教室の八回全部に参加し終えた後、引き続き家族会のみすみ会に入れてもらいました。

みすみ会では、私たちは娘Kの病気の話を素直にすることができましたし、また他の会員が自分の子どもの病状について素直に話されるのを聞くことができました。私たちは、皆さんの話を聞いていて、色んな患者がいるんだなあと思うとともに、そんな話を聞ける素晴らしい場所にいることだけで心が癒やされているのを感じました。本当に、みすみ会では全員の皆さんが素直に話をしています。そういう雰囲気なんです、みすみ会は。

みすみ会に参加しているときは、心からホッとできる時間を過ごせていますので、私たちは心から救われています。娘Kは、一人で留守番をするのが苦手なのですが、みすみ会の日だけは、「お父さんお母さん、勉強してきてください」と笑顔で私たちを送り出してくれます。今後もみすみ会にお世話になりながら、統合失調症という病気をより一層理解していき、病からの回復を目指す娘を助けて頑張っていきたいと思っています。

この手記の重要部分を抜き書きしてみましょう。

❶娘（患者）の病気の話を素直にすることができましたし、また他の会員が自分の子ども

の病状について素直に話されるのを聞くことができました。みすみ会では全員の皆さんが素直に話をしています。そういう雰囲気なんです、みすみ会は。

コメント　みすみ会は、本当の話をしたり聴いたりできる場所となっています。素直に話し合ってこそ、問題や悩みを共有でき生きた助言をし合えるものです。みすみ会は、このようなことが分かっている家族の集まりですから大切にされ続けられているのだろうと思います。

❷みすみ会に参加しているときは、心からホッとできる時間を過ごせていますので、私たちは心から救われています。

コメント　心からホッとできる時間を持てることは、人にとって大切なことでしょう。みすみ会では、そんな「ホッと感」を多くの人によって共有される場となっているようです。このことで、みすみ会は患者の回復に向けて頑張っている家族の背中を後押しできているのだろうと思います。

❸娘は、一人で留守番をするのが苦手なのですが、みすみ会の日だけは、「お父さんお母

さん、勉強してきてください」と笑顔で私たちを送り出してくれます。

コメント　Kさんは、みすみ会から帰ってきた両親がみすみ会へ出掛ける前とはどこか違っていることが見て取れ、かつ、Kさん自身が、両親がみすみ会に行き始めてから、楽になっている時間が増えていることに気が付いているのではないでしょうか。それで、両親がみすみ会に参加するために外出するときには、Kさんは、頑張って一人で留守番できるのだろうと思います。

この章のまとめ

みすみ会に入ったばかりのKさんの父親は、みすみ会ではベテランの会員と同じように、自分のことを素直に話し、他の家族の素直な話を聞けているようです。そして、そんな場所であるみすみ会を心地よく思い、心が癒やされるように感じています。そう感じられたのは、Kさんの父親がみすみ会会員の共通認識となっている治療で大事なことの理解をしっかりできているからだろうと思います。大事なこととは、患者と家族が、統合失調症治療で大切なことを理解し、病からの回復に向けて、話し合って一歩一歩頑張っていくことであり、患者も家族も仲間と一緒に頑張っていくことです。

第八章

心の拠り所

✉みすみ会を心の拠り所として気持ちの安定を図りたいと思います。

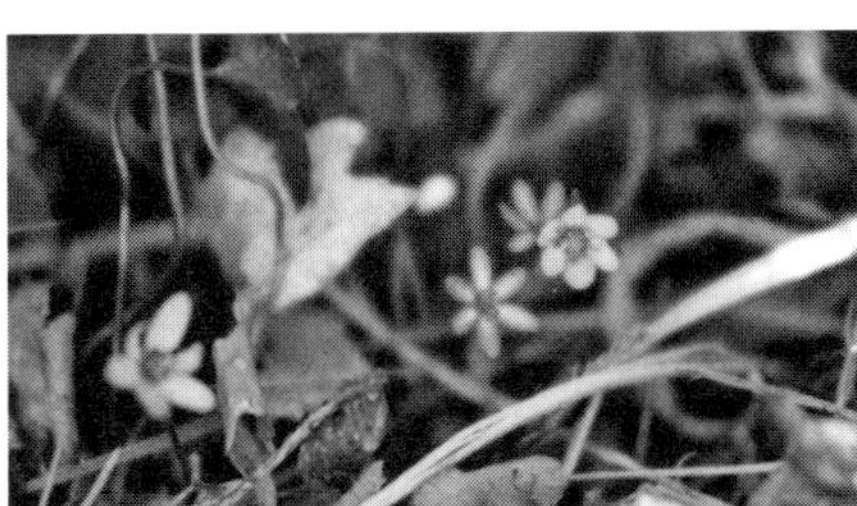

「みすみ会を心の拠り所として気持ちの安定を図りたいと思います」――これは患者Lさんの父親の言葉です。家族会のみすみ会は、統合失調症患者をもって苦しんでいる家族の心の拠り所となっていて、家族はみすみ会に参加することで気持ちの安定を図れるようです。統合失調症は慢性疾患ですから、患者に付き合う家族も患者の病からの回復に向けての終わりのない患者への関わりを続けていく必要があります。言わば長期戦になります。そして、家族は揺れる患者の病状にいつもlowEEで対処していこうとすれば、家族の心をいかに安定させられるかが鍵となるでしょう。そうすると、ややもすれば不安定になりやすい家族の心を受け止めてくれ、励ましてくれる言葉を聞くことができる場所が必要となります。そのような場所として、みすみ会は存在意義があり大切であると、家族に受け止められていると言えるでしょう。

以下は、Lさんの父親の手記です。

息子のLは、発症して五年になります。今はデイケアに参加できています。

私（患者Lの父親）は、家族教室に参加して病気や薬についてよく理解できました。家族教室で勉強して、親の私が精神的に落ち着くことができました。渡部先生から教わったように、lowEE、受容と共感（**付録10**↓128ページ）、愛の距離（**付録10**↓128ページ）をいつも心がけるようにしています。

その結果、息子をうまく理解し受け入れることができるようになれたと思います。息子と一緒に散歩したり、運動したり、買い物に出かけたり、喫茶店に行ったりするようになれています。日頃の息子を見ていると、息子の心は今ずいぶん満たされているのではないかと思います。

みすみ会では、統合失調症患者をもって苦労しているのは自分だけではないと思えます。みすみ会を心の拠り所として気持ちの安定を図りたいと思っています。そして、息子が、少しでもうまく社会参加できるように援助していきたいと考えています。

Lさんの父親の手記で大切なところを抜き書きしてみましょう。

❶息子（患者）をうまく理解し受け入れることができるようになれたと思います。

コメント　父親が病気について理解し心を平穏に保てるようになって、しかも患者に接する家族の態度を理解し実践できるようになったことで、患者である息子Lさんを理解しLさんに寄り添えるようになれたのだろうと思います。

❷みすみ会を心の拠り所として気持ちの安定を図りたいと思っています。

コメント　同じ病気の患者をもつ家族の集まりであるみすみ会に参加することで、家族は自分の心や気持ちを安定させ、再び患者の回復に向けて頑張ろうというエネルギーを高めることができるのだろうと思います。

この章のまとめ

このLさんの父親の手記から分かるように、みすみ会は、家族が患者をサポートしていく中で、様々に揺れ動きやすい家族の心にとって、長期的に繰り返し参加することで癒されエネルギーを高められる場として、言わば湯治場《とうじば》のように、大切な共有場所なのだろうと思います。愛知みすみ会が今後もいつでも参加できる心和む場として、守っていかれることを期待しています。

第九章

この先後悔しないように

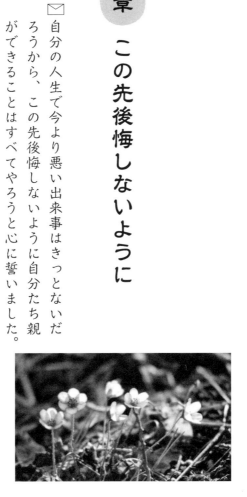

✉自分の人生で今より悪い出来事はきっとないだろうから、この先後悔しないように自分たち親ができることはすべてやろうと心に誓いました。

「自分の人生で今より悪い出来事はきっとないだろうから、この先後悔しないように自分たち親ができることはすべてやろうと心に誓いました」――この言葉は、患者Mさんの父親の手記に書かれていたものです。Mさんの治療をしっかりやっていくのだというMさんの両親の覚悟が見て取れます。Mさんは、私にとって非常に印象的な患者で、私の統合失調症治療の考えを体現した人と言えます。その考えとは、以下の二つのことです。

①統合失調症では、患者が教育入院をして患者心理教育（ピアサポートを基本的理念としつつ認知療法として実施するプログラム）に参加し、その家族が、患者の入院中に家族心理教育（家族教室）に参加し、患者が退院した後も家族教室に参加し続け、教室終了後は家族会に継続して参加していくことが、最も患者の病状が良くなり患者が回復に向かえる治療法である（**付録4** ↓137ページ）。

②薬物療法は統合失調症治療で大切な治療法であるが、薬物療法はそのものだけでは存在できず、しかも心理社会療法（**付録10** ↓128ページ）と相俟《あいま》って初めて適切なものとなりうる。したがって、統合失調症治療では、薬物療法は心理社会療法と並行して行われなければならない。

Mさんを理解していただくために、これまでのMさんの病歴と治療歴について簡単に紹介したいと思います。

患者のMさんは二十代の東京在住の男性です。大学生のときに外国で発症しました。言動がまとまらず、破壊・粗暴行為が見られ、現地で入院しました（二回：いずれも数日〜一週間）。帰国したのですが、落ち着かず病状が悪化してしまいました。二カ月後、独語（独り言）、空笑（独り笑い）、不眠、自殺企図があり、東京のある精神科クリニックを受診しました。十日後、滅裂、不穏、奇異行為が見られたため東京の精神科救急病院に医療保護入院しました。その病院では、三カ月間ずっと途切れることなく隔離が続き、それでもさらに病状が悪化したときには、隔離室内で胴・四肢拘束（胴体と両手両足を縛り身動きできないようにすること）をされ、抗精神病薬（ハロペリドール）の点滴静注（静脈注射）をされていました。隔離状況のまま、家族が私が行っている教育入院を希望し、Mさんは私が勤務する愛知県のA病院に転院してきました。前病院の最終の薬物療法は、抗精神病薬を五種類（オランザピン15㎎、ハロペリドール12㎎、ゾテピン400㎎、フルフェナジン9㎎、レボメプロマジン100㎎）使い用量はクロルプロマジン換算2356㎎の超大量療法（**付録6**→134ページ）となっていました。併用する気分安定薬のバルプロ酸ナトリウムは1000㎎でした。

私の病院に入院したときには、幻聴・妄想・興奮などの精神症状や過鎮静・錐体外路《すいたいがいろ》症状などの薬の副作用が認められました。私は、隔離を行うことはせず、薬物療法を二種類の抗精神病薬（非定型抗精神病薬のパリペリドン12㎎と定型抗精神病薬だが機能的には非定型抗精神病薬に分類されるゾテピン250㎎：クロルプロマジン換算1179㎎）と800㎎のバルプロ酸ナトリウムで始めました。はじめのうちは、イライラ・被害関係妄想・幻聴が見られ、他患者とのトラブルもありましたが、隔離をされることなく落ち着くことができました。Mさんは、入院十日後から患者心理教育に参加し始めましたが、この頃から、症状が軽減しだして病識が持てるようになりました。同時に、Mさんの家族も家族心理教育に参加し始めました。七週間の入院で予定通り退院しましたが、退院時にMさんは「一カ月半の入院で統合失調症について勉強できて良かった。自分には幻聴や妄想があるが、退院してからは、そんな症状があったら、散歩など体を動かすことで対処したい。調子は良い」と述べていました。

この言葉からもわかるように、Mさんは病識を持ち病気を理解し、対処法についても理解し身につけて退院していきました。退院時の処方は、一種類の抗精神病薬（パリペリドン12㎎：クロルプロマジン換算８００㎎）と気分安定薬（バルプロ酸ナトリウム４００㎎）となっていました。退院後は、二週に一回私が勤務する東京のクリニックに規則的に通院し、飲み薬は四カ月目には適量の抗精神病薬一錠（パリペリドン６㎎：クロルプロマジン換算４００㎎）のみとなりました。退院した翌年には、病状はすっかり安定し大学に復帰しました。

退院後三年半経ったころまでパリペリドン６㎎／日の単剤療法での薬物療法を行っていましたが、ある時、Mさんから「服薬忘れがあった。今後も心配だ。服薬を忘れることでの再発が怖い」との相談を受けたことをきっかけにして、月一回のパリペリドン持効性注射薬（75㎎／回（注：これはパリペリドン６㎎／日と同等の薬の効果が一カ月間期待できるデポ剤の薬用量。服薬に関するストレスがなくなるというメリットがある））の筋注（筋肉注射）による治療に変更しました。ですから、Mさんは、現在一カ月に一回病院に来て注射を打つだけで飲み薬は全くないという治療状況となっています。Mさんは「デポ剤にしてより自分らしく生きられるようになった。飲み薬のときは、毎日一回一錠だったが飲む度に統合失調症を意識していた。今は月一回注射するときに意識するだけでよいから楽だ。昼間はしっかり動けるようになっているので、そのぶん夜よく眠れるようになったし、睡眠の質が良くなった。

今は大学のインターンシップで翻訳の仕事を頑張ってやれている」と笑顔で私に話してくれています。

このMさんの症例から、多剤超大量療法と隔離措置でしか落ち着かなかったような最重症の患者でも、患者心理教育に参加することで病状は安定し、家族心理教育に参加した家族に支えられて、単剤少量療法にすることができるということがよく分かっていただけるだろうと思います。

以下は患者Mさんの父親の手記です。

早いもので、息子のMがA病院を退院してから三年あまりが過ぎました。

息子は、外国で発症しました。向こうで入院治療し帰国しましたが、すぐに病状が悪化し、息子は暴れるようになり東京の救急病院に入院となりました。息子の症状が一番激しかったときには、私たち両親は絶望の淵に立たされ、母親である妻は落ち込んでしまい死を口に出すまでになり、父親の私は残りの人生は息子に捧げようと思うようになりました。同時に、私は自分の人生で今より悪い出来事はきっとないだろうから、この先後悔しないように自分たち親ができることはすべてやろうと心に誓いました。

そして、渡部先生のもとに相談に行き、息子を今の病院から転院させ、先生がいらっしゃるA病院で教育入院させることにしました。

息子は、親元から離れ外国で教育を受けておりました関係上、私たちが息子の発症につながる小さな異変に素早く気付くことができなかったことについて悔やまれてなりません。しかし、外国生活が長かったので、息子の考え方は非常に合理的になっていました。このことが幸いし息子は帰国後、渡部先生の患者心理教育を柱とした教育入院によるシステマティックな治療をスムーズに受け入れられたのだろうと思います。私たち両親も家族心理教育の家族教室に東京から頑張って参加しました。幸い治療がうまくいき、息子は退院できました。

退院後のみすみ会には両親そろって参加しました。毎回二人揃って、みすみ会に参加していましたので、病気に関する知識と考え方は、私たち両親の間では一致しておりました。これは息子の病からの回復にとって良かったことだと思います。私たちは、毎月第二木曜日に、行きは東京発七時三十分、帰りは東京着二十二時三十九分の高速バスを利用して、午後一時三十分から愛知県のA病院で開催されるみすみ会に参加しました。往復十時間を掛けてのみすみ会への参加は大変ではありました。しかし、帰宅後はいつも、私たちは、みすみ会で聴いた渡部先生からの話や色んな家族の話を患者である息子にしていましたが、そのとき息子は目を輝かせて私たちの報告を聞いてくれていました。私たちは、この息子の目の輝きを支えにして遠方でしたが頑張ってみすみ会に参加し続けることができました。そのようなこともあって第二木曜日は楽しみにさえなりました。

みすみ会に参加して、会員から色々な話を聴け、たくさんの勇気をもらいました。みすみ会で聴かせていただいた話は、他のどこでも話すことはないのだろうけれども、家族一人ひとりの人生で一番重要なことで、人生を支えてくれている事柄なのだろうと思いました。今更ながらみすみ会の皆様には感謝の気持ちで一杯です。今後は、みすみ会で私たちが経験した話をしていくことで、一人でも多くの家族が患者の病からの回復の糸口を摑んでいただければと思います。

さて、次に記されている文章は、Mさんの母親の手記です。

「これからが本当の治療です」と息子の退院時に、渡部先生が言われました。私は、「えっ！　治療は終わったんじゃないの」との思いから先生の言葉の意味を理解できませんでした。同時に、「先生が本に書かれている退院後の再発率が一番低い方法（**付録4**↓137ページ）を実践するしかない。先生が主宰している家族会に出てみよう」と決断しました。以後今まで、私たち両親はずっと頑張ってみすみ会に参加し続けています。みすみ会では色々と教えていただきました。みすみ会で見聞きしたことをやってみようと実践し続け、発症後無事に三年十カ月を迎えることができました。

今、私は、私たち家族を含めたすべての統合失調症患者をもつ家族の人生の質を高めるために、これからもみすみ会と一緒に生きていこうと思っています。

ここでMさんの両親の手記から大事な言葉を抜き書きしてみましょう。

❶毎回二人揃って、みすみ会に参加していましたので、病気に関する知識と考え方は、私たち両親の間では一致しておりました。これは良かったことだと思います。

コメント 両親が治療法について同じ考えを持っていることは重要なことです。できれば、この両親のように両親やその他の家族も一緒に家族心理教育に参加することが、患者の病からの回復にとって良いことです。もし、それが難しければ、家族の中の一人が家族心理教育に参加し、家庭で他の家族に家族心理教育で勉強したことを話してあげるとよいでしょう。

❷みすみ会で聴かせていただいた話は、他のどこででも話すことはないのだろうけれども、家族一人ひとりの人生で一番重要なことで、人生を支えてくれている事柄なのだろうと思いました。

コメント 家族会のみすみ会では、家族の方は心からの叫びと理性的な考えを同時に素直に表現し、その結果大事な仲間である他の家族の方々から大切な助言を得られているようです。言葉にすることは家族自身の心を軽くし、仲間からの助言に家族は励まされるのだろうと思います。ある家族が話す素直な言葉は、患者とともに生きる人生を大切にする他の家族に大事な言葉として響くのだろうと思います。

❸今後は、みすみ会で私たちが経験した話をしていくことで、一人でも多くの家族が患者

の病からの回復の糸口を摑んでいただければと思います。

コメント　この患者Mさんの父親は、家族はうまく病気や患者に対処できている家族の真似をすることが治療を進めていく中で大事なことだということを理解できているのだろうと思います。大切なことです。

❹「これからが本当の治療です」と息子の退院時に、渡部先生が言われました。

コメント　統合失調症は慢性疾患ですので、入院治療して治るというものではなく、入院治療では退院時に、これから長く続く治療を開始するスタートラインにうまくつけるように指導することが重要なこととなります。統合失調症治療で大事なことは、いかに継続してうまく病気を管理して症状に対処して、自分らしく生きていけるようになれるかということです。これらの考えを短い言葉で表せば、「これからが本当の治療です」ということになります。

❺みすみ会で見聞きしたことをやってみようと実践し続け、発症後無事に三年十カ月を迎えることができました。

コメント　このMさんの母親のように、家族会で知りえた病気や患者への対処法や家族の心の持ち様を実践していくことは、治療上大切なことです。

この章のまとめ

全国の多くの統合失調症患者をもつ家族が、今も、以前のMさんの両親のように絶望の淵に立たされているのだろうと思います。しかし、Mさんの両親の手記にあるように、患者と一緒に病に打ち勝っていこうと考え、そして家族会に参加して頑張っていこうとすれば、必ず家族会の仲間から勇気をもらえ前向きに生きていけるようになれます。幸せになれます。

患者Mさんは、しっかりと病識を持ち、主体的に治療を続けられています。Mさんの両親は、今もみすみ会に参加し続けています。見事です。

患者Mさんの人生が実り多い素晴らしいものになることを祈りたいと思います。

第十章

一人ではない

みすみ会では、多くの家族が同じ悩みで苦しんでいるのを知って、一人ではないと思えたことで救われ、大きな味方の力を感じられました。

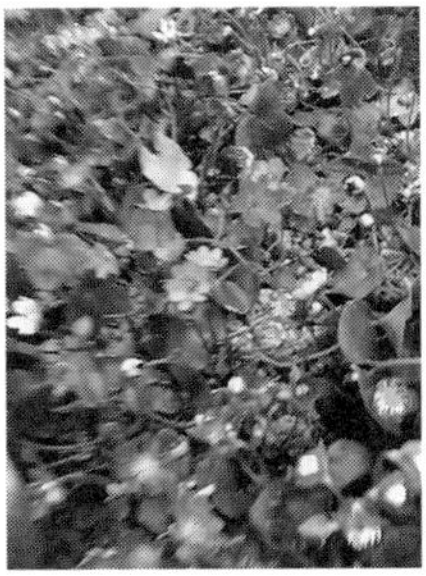

「みすみ会では、多くの家族が同じ悩みで苦しんでいるのを知って、一人ではないと思えたことで救われ、大きな味方の力を感じられました」――この言葉は、これまで拒薬し再入院することを繰り返していたけれども、教育入院の結果、服薬し毎週通院できるようになった統合失調症患者Nさんの姉のものです。Nさんは四十代の女性です。母親との二人暮らしで、姉は近くで別居しています。十年前、「盗聴される。電車の中で悪口を言われる」と幻聴・被害妄想が出現し、O病院に入院しました。Nさんは、いつも入院中は服薬しますが、退院後はまったく通院も服薬もしなくなるため、病状が悪化してしまい四年前と二年前に二度O病院に再入院しています。退院はできましたが、またもや服薬も通院もしようとしないため、その後もずっと病状は安定していなかったのですが、母親が世間体を気にして入院させようとはしなかったようです。ある年、近所への迷惑行為が続き警察沙汰になるなど病状が一層悪化してきたため、姉が母を説得し保健所と警察の助けを借りて、Nさんを私がいるA病院に医療保護入院（一般入院）させました。その際、家族は、入院させるのにいつも苦労するので、退院させては困ると、たまたま外来で診たことで主治医になった私に対し強く主張しました。それに対し、私は、統合失調症治療では、入院治療はなるべく短くして、病気を管理しながら通院治療を続けられるようになることが大事であることと、今回の入院治療期間は三カ月の予定であること、Nさんには患者心理教育（「統合失調症に負けないぞ教室」）に、家族には家族心理教育（「家族教室」と家族教室終了後の家族会の「みすみ会」）に参加してもらうことを説明しました。

入院時は、患者のNさんは滅裂で興奮するため一週間隔離となりました。入院一カ月後、被害妄想や誇大妄想はあるものの教育に何とか参加できる状態になっていると判断し、一般入院から教育入院に切り替え、このときからNさんには患者心理教育に、家族には家族心理教育に参加してもらうように指導しました。Nさんは、初めのうちは、患者心理教育のプログラムの「統合失調症に負けないぞ教室」に参加している間中、独り言（独語）を続けているような状態でした。しばらく経った頃、Nさんは、「統合失調症だというのは大丈夫だ。薬を飲み続けることもできる」、「薬は合っている。服薬し通院できる。デイケアにも来られる」と言うようになりました。家族は、家族心理教育で勉強したこともあり、退院させないという態度を改め、Nさんの治療に対する意識の変化と病状の軽減が認められたこともあって、退院に同意してくれました。退院後は以前とは全く異なり、Nさんはきちっと服薬して毎週一回通院し、週五日デイケアに通うようになりました。三カ月間きちっとデイケアに通えたため、その後はデイケアからA型作業所に変え通うように指導しました。退院後半年経った頃からは、通院頻度を二週間に一度とし通院間隔を長くしました。現在までNさんは、家族と一緒に二週間に一度の割合で規則的に通院し、服薬も確実にできています。

家族は、「家族教室」の最終回でのアンケートに答え、「自分たちだけで悩み苦しんでいた。同じように統合失調症の患者をもち頑張っている家族の存在が励みになった。この病院に世話になったことに感謝している」と書いていました。そして、みすみ会への入会挨《あい》拶《さつ》時には、「家族教室に参加して自分たちが救われた。今回の退院後は、患者が自ら薬を飲み、バスを使って一人で毎週通院し、デイケアにも毎日来られているので大変驚いている。今までなかったことだ」と話していました。

現在の薬物療法は、抗精神病薬はオランザピン15㎎／日だけの単剤療法となっています（注：オランザピンの最大薬用量は20㎎／日）。

このNさんの例から、重症患者でも、患者が患者心理教育に参加し、家族が家族心理教育に参加すれば、患者も家族も変わることができ、その結果、家族に理解されサポートされて、患者が社会参加に向けて頑張れるようになることが分かるだろうと思います。

以上が、主治医であった私の側から、Nさんの治療の軌跡を見たものとなります。

さて、家族側からNさんの治療の跡を見るとどうなるのでしょう。
以下は、Nさんの姉の手記です。

患者である妹Nが発症したのは、二十年以上前の二十代後半でした。結婚し義母との同居をするようになったことをきっかけにして、おかしな言動をするようになりました。私たちは病気の知識がなく、妹は変なことを言うなとは思っていましたが、何も分かりませんでした。しばらくして離婚となり、妹は実家に戻ってきましたが、話が全く通じないほどの別人になってしまっていました。その後は、入退院を繰り返してどんどん病状は悪化して、妄想が激しく近所迷惑がひどくなる度に、警察の厄介になっていました。以前騙して妹を病院に連れていったことがありました。そのようなことをすると、そのときは良くても妹との信頼関係が崩れてしまいますから、そんなことは何度もできません。

今回また妹の状態が悪くなったときは、どうしようもなくなっていました。困ってしまい、以前から世話になり何度も入院したことがあるO病院にどうしたらよいのか相談しましたが、色々な理由をつけて受け入れてもらえませんでした。O病院にとって、妹は面倒見切れない患者だったのだろうと思いますが、悲しくなるとともに病院というものに対する不信感が募りました。

藁《わら》にもすがる思いでA病院に相談しましたら、有り難いことに受け入れてもらえることになりました。保健所と警察に頼んで、妹を医療保護入院させることになりました。そのとき診ていただいた先生が渡部先生でした。失礼ながら、先生のことは何も知りませんでした。入院させるとき、私は妹が良くなるとは思えなかったので、退院させることなく長く入院させてもらいたいと、先生に言いましたところ、怒られてしまいました。先生から、退院させずに家族が面倒を見ないというのなら入院させることはできないと言われましたので、しぶしぶ良くなれば退院させることを承諾しましたが、お先真っ暗になりました。先生から、患者である妹には患者心理教育に出てもらい、私たち家族には家族心理教育に出てもらうという教育入院で治療することになると説明を受けました。

五カ月後、妹は退院しました。退院後は、外来通院は週一回で、デイケアには週五日のペースで通い始めました。その三カ月後からは、デイケアを卒業し、やはり週五日でA型作業所に通うようになりました。今までなかったことでびっくりでした。今は、通院し薬も飲み作業所に通い、母親と二人で穏やかに暮らしています。

妹は、従来のままの治療では、一生病院暮らしを強いられるほどの重症患者だったはずです。渡部先生に、患者である妹も私たち家族も救われました。感謝しております。家族教室やみすみ会での勉強からも、また診察室での先生の妹に対する接し方からも、患者の人間性を尊重し患者との信頼関係を築くことの大切さを教えてもらいました。妹の孤独で寂しい心に気付くことができました。また、統合失調症であっても回復し社会の理解ある人の中で幸せに生きていくことができるという希望を持つことができました。

みすみ会では、多くの家族が同じ悩みで苦しんでいるのを知って、一人ではないと思えたことで救われ、大きな味方の力を感じることができてています。

今なお、統合失調症患者をもってどうしたらいいのか分からず途方に暮れている全国の家族の方々に、私たちのように一日でも早く希望に溢《あふ》れた日が訪れますように願っております。


この手記の大事なところを抜き書きしてみましょう。

❶妹は、従来のままの治療では一生病院暮らしを強いられるほどの重症患者だったはずです。

コメント　薬物療法に加えて患者と家族に対し適切な指導をすれば、このような重症患者でも、病状は改善し回復への道を歩めるようになれます。薬物療法だけでは、どんなに軽症であっても、そのときだけの、たとえば入院中だけの、病状改善にとどまり、回復に向けて患者が主体的に治療を続けられるようにはなりません。統合失調症治療では、患者と家族に対する指導を工夫することが必要で、私が行っている集団での患者・家族心理教育は大きな効果がある方法であると言えます。

❷患者である妹も私たち家族も救われました。

コメント　途方に暮れていた家族が救われたと言えるほどの治療効果があがり、患者も落ち着いて生活できていることは何よりです。今後も継続して治療を続けていただきたいと思います。そのためには、患者が家族に理解され助けられているとの安心感をいつも感じられるように、家族がサポートしていけることが大切です。

❸患者の人間性を尊重し患者との信頼関係を築くことの大切さを教えてもらいました。

コメント　よく症状ばかりに気を取られ、患者が服薬しているかどうかのチェックのみに終始している家族がいますが、それでは治療はうまくいかないだろうと思います。家族は、患者の心や気持ちをきちっと受け止めて、相談に乗ってあげて、患者に一緒に病気に立ち向かってもらえていると感じてもらえるようになろうとすることが大切です。

❹統合失調症であっても回復し社会の理解ある人の中で幸せに生きていくことができるという希望を持つことができました。

コメント　「回復」と「幸せ」と「希望」と三つの言葉が並んでいます。何と素晴らしい文章でしょう。私が最初に会ったときには、病気や治療を十分には理解することなく「退院させないでほしい」と言ったその家族の文章とはなかなか思えないほどです。すべての家族にこのように思えるようになってもらえれば、患者も家族も幸せになれるだろうと思います。

❺みすみ会では、多くの家族が同じ悩みで苦しんでいるのを知って、一人ではないと思えたことで救われ、大きな味方の力を感じることができています。

コメント　家族は、同じ病気の患者をもつ家族の仲間と相談しながら、仲間からの助言をもらいながら、患者と一緒に頑張っていけば、治療はうまくいき、患者も家族も幸せになれると感じられることが大切です。

私の治療法について講演するとき、重症者に適応できるのかという質問がよくあります。私が、私の治療法がうまくいくのは軽症者よりむしろ重症者であることを説明してもなかなか理解してもらえていないように思います。しかし、Nさんの姉の言う通りで、「従来のままの治療では一生病院暮らしを強いられるほどの重症患者」であっても私の治療法は極めて有効だと言えるでしょう。「患者の人間性を尊重し患者との信頼関係を築き」、患者本人が頑張れるように希望を持てるように指導しつつ心理社会療法を行っていくことが重要だろうと思います。

私は、平成十三年から、つまり十四年前から患者心理教育と家族心理教育を薬物療法と併せて行う統合失調症治療をしており、十年前からは教育入院を始め、六年前からは統合失調症治療の臨床モデルとして教育‐対処‐相談モデルを提唱し、四年前からはこのモデルによる治療を、病棟から離れ統合失調症治療センターという独立した場所で行うようになっています。統合失調症治療に関する患者と家族向けの本もたくさん出版しています。しかし、このNさんの家族のように、正しい統合失調症治療について知るチャンスがない家族が、全国にはまだたくさんいるのだろうと思います。私は、Nさんの姉が言っているように、私の治療法を広く紹介していくことで、全国の統合失調症患者をもつ家族に幸せになる道を示していく活動をし続けなければならないと強く思っています。

この章のまとめ

Nさんの姉の「みすみ会では、多くの家族が同じ悩みで苦しんでいるのであって自分一人ではないと思えたことで、自分が救われ、他の家族からの大きな味方の力を感じられた」という言葉がみすみ会の大切さのすべてを語っていると思います。家族は一人で何とかしようとするのではなく、家族の仲間と相談し助言し合いながら、今を嘆かず、明日を焦らず、未来を諦めず、患者の希望に満ちた回復をサポートする中に、喜びと幸せを感じられるようになれることが大切なことです。

終章

家族の幸せへの道

――手記の中から見えてきたこと――

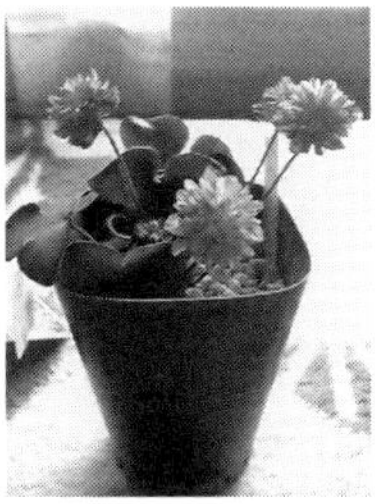

手記を書いた家族たちは、皆苦しい時を乗り越え、今は元気に幸せに過ごせているようです。どの手記からでも容易に分かるのですが、これらの家族たちは、もし、家族教室に参加せずみすみ会会員になるチャンスもなかったら、このように明るく人に幸せを伝える立場になることはできずに、相変わらず暗くて悲しい人生を送っていただろうと推測されます。しかし、全国の統合失調症患者をもつ家族は、私たちの家族教室やみすみ会に参加できる幸運を掴める人ばかりではありませんので、みすみ会会員になれなくても全国のすべての家族の誰もが理解でき実施できる幸せになれる方法を手記の中から紡《つむ》ぎ出したいと思います。

最近世の中では、ビッグデータ（ある切り口から収集された大きな情報の集まり）の分析をして、社会の動向を知り事業に役立てたり新しい企画につなげたりしようとする試みが、よく見られるようになっています。そこで、私も「第一章から第十章に掲載された愛知みすみ会の十一人の手記の中に出てくる言葉」を対象のデータ源として、本書の内容に本来的に関係している基本的言葉（患者、家族、統合失調症、患者心理教育、家族心理教育、「統合失調症に負けないぞ教室」、「家族教室」など）は除いて、「頻繁に出現する言葉（同類語も含めて）」を調べるという切り口で集めたデータ（ビッグデータと言えるほどデータ量として言葉の数は大きくはありませんが）を解析して、統合失調症患者をもっていても元気で病からの回復に向けて頑張れている家族である愛知みすみ会会員の心の世界を探ってみたいと思います。人から発せられる言葉は、その人の心を反映しているはずですから。このデータの解析結果から、日本全国の統合失調症患者をもつ家族の方々の幸せへの道のヒントを見つけられたらと考えました。

解析から以下のような結果が得られました。手記を書いた家族から最も多く発せられた言葉は、十一人中八人が使用していたもので二つの言葉の群がありました。一つの言葉の群は「患者家族関係」、「家族の接し方で患者は変わる」、「家族がゆったりするとよい」、「患者に寄り添う」、「lowEE」、「lowEE 家族が良い」などの言葉であり、家族の患者への接し方の大切さに関するものでした。もう一つは「病からの回復」、「自立」、「社会参加」という言葉の群で、統合失調症の治療目標に関するものでした。二番目に多かった言葉は、十一人中六人が使用していた言葉で「家族会で自分たちが救われる」、「心が癒やされる」、「気持ちが楽になった」などという言葉の群で、みすみ会に参加することで家族の心が救われ楽になっていることに関するものでした。三番目に多かったのは、十一人中四人が使用していた言葉で三群ありました。一群は「家族と患者の好ましい変化に対する感謝」の言葉でした。もう一群は「一人ではない」、「自分だけではない」という言葉で、家族の仲間ができたことについての言葉でした。三つ目の群は、「以前は患者を怒っていた」、「大間違いだった」、「悔やむ」などのみすみ会に参加する以前の誤った家族の態度に関するものでした。四番目に多かったのは、十一人中三人が使用していた言葉で二群ありました。一つの群は「対処」、「対処法」についての言葉で、症状や病気の管理に関係したものでした。もう一つの群は、「焦らず」、「ゆっくりと」、「自分のペースで」という患者の回復への歩みに関した言葉の群でした。

これらのデータの解析結果から分かったみすみ会会員の心の世界を描き出してみたいと思います。まず、心を大きく占める割合で心の世界を順位付けして紹介しましょう。

第一位　みすみ会会員は、家族教室で学んで、いかにlowEEが重要であるかを理解し、家族が患者に接する態度を変えようとすることや、いつも同じ愛の距離からサポートできていることが、統合失調症治療では大切であることを分かっている。このことが、患者が安心し家族を信頼して、病気が良くなっていくことにつながることも分かっている。

第一位　みすみ会会員は、統合失調症治療の目標は患者の症状が無くなることではなく、患者が病から回復することであることを理解している。また、回復とは、症状があっても病気を管理し、うまく社会参加し、人に相談できていることであることも理解している。そして、回復とは、完全に自立しきちっと社会参加できていることのみを言うのではなく、社会参加しながらも病状の波はあっても、病状の悪化の徴候に気付きうまく対処し相談できるようになっていればよいと理解している。

第三位　みすみ会は、大抵の家族会とは異なり、みんなが素直に話せる明るく楽しい雰囲気の家族会なので、継続して参加でき、家族は心が癒やされ救われているとみすみ会会員は思っている。

第四位　みすみ会会員は、患者に寄り添え一緒に回復に向かって頑張れていることを感謝し、そうできている患者と家族の今を幸せに思っている。

第四位　みすみ会会員は、家族の仲間ができて、苦しみ悩むことがあるのは自分だけではない、一人ではないと思えている。

第四位　みすみ会会員は、家族の正しい患者に対する接し方をみすみ会で学び、以前の自分の態度は間違っていたと後悔している。

第七位　みすみ会会員は、患者の症状があったとしても、患者が症状への対処がうまくできていれば、それでよいとの理解ができている。

第七位　みすみ会会員は、患者との二人三脚で、焦らず、ゆっくりと、自分自身のペースで病からの回復に向けて頑張っていけばよいと理解している。

以上が、みすみ会会員の心の世界であると考えられます。

ここで、「心が癒やされ救われている」という想いを表す言葉群が第三位に入り、「患者と家族の今を幸せに思っている」という想いを表す言葉群が第四位に入っていることは、特筆すべきことだろうと思います。みすみ会会員は、統合失調症治療の目標と家族のあるべき姿（それぞれ、第一位の言葉群）について「理性的に理解する」ことによって、「癒やされ、幸せだ」と「心から思えている」と判断できるでしょう。統合失調症患者をもっている家族がこのような「考えと心」に到達できるというのは、なかなか難しいことだろうと思います。このような「考えと心」は、私が以前からみすみ会の家族に感じていましたし、平成二十七年六月居酒屋で酒を酌み交わしながら愛知みすみ会会員から強く感じ取れた「家族から溢《あふ》れ出る明るく元気な雰囲気」の基礎となっているものなのであろうと思います。そのような家族のもと、患者もまた、病気を乗り越えようとしているけれども病気で苦しい中、「家族に心を救われ幸せだ」と感じることができているだろうと思います。そうなると、患者は、病状の揺れはあっても確実に回復に向けての努力を続けていくことができるだろうと思います。

また、解析結果は、次のようにもまとめられるでしょう。

みすみ会会員は、私が家族教室で指導したこと、つまりlowEEであろうということを忘れず実践していて、その正しさを確認でき、これで大丈夫だという安心と自信を持てるようになっています。そのような家族が集まって形成されたみすみ会は心の癒やしの場としての求心力を維持していて、そのようなみすみ会で家族は一人ではないと感じられることによって、家族はみすみ会が素直に話せる明るく楽しい場であると理解しています。そして、みすみ会の家族は、患者が日々見せてくれる回復へ向けての一歩を発見できたとき、たとえそれがどんなに小さな一歩であったとしても、家族自身の「人生の幸せ」を感じられるようになっていると考えられます。素晴らしいことです。

一般的には、統合失調症患者をもった家族は、自分の人生はこんなはずではなかった、患者をもったことで自分の人生は狂い、不幸になってしまったと感じるものでしょう。人間ですから仕方のないことであるのかもしれませんし、自然なことであるのかもしれません。しかし、この感じ方では、家族は不幸な人生を送り続けることになってしまうだろうと思います。嘆きは人を前に向かせるエネルギーを生みません。人は優しさに裏打ちされた希望を持ち続けられてこそ、訪れる未来を真に感動できるものとすることができるだろうと思います。ですから、みすみ会会員のように、上述した統合失調症患者と生きるうえでの幸せの感じ方をできるようになれば、「人としての本当の幸せ」を見つけられるだろうと思います。しかも、このような家族の下で、患者も病気が良くなり回復に向かい、統合失調症患者であっても自分らしく素晴らしい人生を全うできるだろうと思います。

これが、全国の統合失調症患者をもつ家族に、私とみすみ会会員が伝えたい幸せへの道です。

＊　＊　＊

付　記

――元みすみ会家族からの私信――

これは、私（渡部）が平成二十七年春に受け取ったある家族からの手紙です。この家族（患者である娘の、母親）は、みすみ会に長年参加していましたがある事情により会を辞めてかなりの年月が経っている方です。私の判断で、みすみ会で救われた一人の家族の心境を表す言葉として、この手紙を本書で紹介させていただくことにしました。内容についての私のコメントは記さないでおきます。この手紙についてどのように考えるかは、読者の皆様の自由な受け止め方に委ねたいと思います。

（手紙ですので、掲載についての本人の了解を得ておりますし、プライバシーを守る意味で、一部改変してあります。また、本書の主題とは関係ない部分は当然ながらここには載せておりません。）

以下はその手紙の内容の抜粋です。

（略）私は、精神病の娘をもつ可哀想な母親というより、渡部先生から精神科疾患に関するあらゆること、病気のことや治療のことや家族のあり方など、を教えていただいた幸せな母親です。薬がどんなに患者に合っていても、患者本人に病識がなく家族や周りの者の接し方が悪ければ、薬の効果は期待できません。先生は、そこのところを私にしっかりと教えてくださいました。私の夫は、一度も家族会には参加したことはありませんが、私から聞く家族会での先生の言葉を理解し、患者にうまく対処してくれ、さまざまに患者と私を助けてくれています。夫は、私には横柄《おうへい》ですが、患者である娘には優しくlowEEで接してくれています。今の私たち、娘を含めて、の平安は、先生との出会いがなかったら得られなかっただろうと思っています。私たちの掛け替えのない娘は、以前は何度も入院するなど病状は不安定でしたが、今は精神を患いながらもアパートを借りて自立して生活し、訪問看護、ホームヘルプサービスを受け、デイケアにも参加して、とても明るく生きています。精神を患った娘のお陰で、私も夫も人を見下すような人生にならず、感謝の気持ちを一杯持って暮らせるようになっています。患者である娘にいつも感謝しています。娘からは、弱い立場の者でしか見ることのできない世界のことなど、たくさんのことを教えてもらいました。いつか先生にお礼を言いたいと思っておりました。みすみ会は楽しかったです。本当に有り難うございました。

文献

（1）渡部和成：Risperidone 液剤治療が功を奏した統合失調症の急性期拒薬例．臨床精神薬理　7：75-79、2004．
（2）渡部和成：患者・家族心理教育は統合失調症の長期予後を良好にする　I．ビデオを利用した認知集団精神療法の統合失調症治療における効果．臨床精神薬理　7：1341-1353、2004．
（3）渡部和成：患者・家族心理教育は統合失調症の長期予後を良好にする　II．家族心理教育の統合失調症治療における効果．臨床精神薬理　7：1355-1365、2004．
（4）渡部和成：患者・家族心理教育は統合失調症の長期予後を良好にする　III．Risperidone は患者心理教育の効果を増強する．臨床精神薬理　7：1367-1377、2004．
（5）渡部和成：薬物療法と患者・家族心理教育からなる統合的治療が功を奏した統合失調症の一例．精神科治療学　20：175-182、2005．
（6）渡部和成：患者と家族に対する心理教育への継続参加が再入院防止に役立っている外来慢性期統合失調症の一症例．精神科治療学　20：613-618、2005．
（7）渡部和成：家族教室後の Expressed Emotion 値に影響する因子と教室参加家族における患者の予後について．精神科治療学　20：1151-1156、2005．
（8）渡部和成：Risperidone 内用液により水中毒防止の行動制限を要しなくなった慢性統合失調症の多飲症例．臨床精神薬理　8：103-109、2005．
（9）渡部和成：Risperidone 内用液の短期高用量増強療法が功を奏した著しい興奮を呈し処方変更を拒否する統合失調症の難治入院症例．臨床精神薬理　8：441-448、2005．

(10) 渡部和成：Risperidoneまたはhaloperidolで治療した統合失調症患者における退院後15ヵ月間の外来薬物療法の変化．臨床精神薬理 8：1425-1434、2005．
(11) 渡部和成：Risperidone内用液と患者心理教育による急性期治療が奏効した統合失調症の重症入院症例．臨床精神薬理 8：1569-1573、2005．
(12) 渡部和成：Olanzapine口腔内崩壊錠が奏効した慢性統合失調症の治療拒否例．臨床精神薬理 8：1617-1621、2005．
(13) 渡部和成：医療現場において統合失調症の薬物療法を考えるとき、メディカル、コメディカルの協力関係のありかた．臨床精神薬理 8：1921-1928、2005．
(14) 渡部和成：新しい統合失調症治療―患者と家族が主体のこころの医療．アルタ出版、東京、2006．
(15) 渡部和成：Olanzapine口腔内崩壊錠が奏効した慢性統合失調症に末期大腸がんを合併し拒食・拒薬する1症例．臨床精神薬理 9：683-687、2006．
(16) 渡部和成：統合失調症をライトに生きる―精神科医からのメッセージ．永井書店、大阪、2007．
(17) 渡部和成：急性期統合失調症におけるolanzapine口腔内崩壊錠またはrisperidone内用液単剤による入院治療経過の特徴．臨床精神薬理 10：995-1002、2007．
(18) 渡部和成：初発および再発統合失調症の急性期入院症例におけるクライエント・パス（患者による治療経過評価）を利用した治療経過の特徴．精神医学 49：161-169、2007．
(19) 渡部和成：統合失調症入院患者の家族の心理教育への参加態度と退院後2年非再入院率との関係．精神医学 49：959-965、2007．
(20) 渡部和成：統合失調症における退院後3年通院率にみる患者・家族心理教育の効果．臨床精神医学 37：69-74、2008．

(21) 渡部和成：Olanzapine あるいは risperidone 単剤で入院治療を行った統合失調症患者の退院後の非再入院率と通院単剤治療継続率の検討．臨床精神薬理　11：1505-1514、2008．
(22) 渡部和成：統合失調症家族のEE（感情表出）と家族心理教育の効果との関係．精神神経学雑誌　2008特別号、S364．
(23) 渡部和成：統合失調症から回復するコツ─何を心がけるべきか．星和書店、東京、2009．
(24) 渡部和成：統合失調症入院治療における患者心理教育の効果と抗精神病薬処方の関係．臨床精神薬理　12：1817-1823、2009．
(25) 渡部和成：病識のない慢性統合失調症通院患者に対する短期教育入院の試み．精神科治療学　24：133-137、2009．
(26) 渡部和成：統合失調症患者と家族への心理教育は5年非再入院率を高める．精神神経学雑誌　2009特別号、S499．
(27) 渡部和成：統合失調症治療における「ビデオ利用型認知集団精神療法」の治療的意義．精神神経学雑誌　2009特別号、S499．
(28) 渡部和成：統合失調症に負けない家族のコツ─読む家族教室．星和書店、東京、2010．
(29) 渡部和成：図解決定版　統合失調症を乗りこえる！正しい知識と最新治療．日東書院本社、東京、2010．
(30) 渡部和成：Risperidone 持効性注射剤による単剤維持療法への切り替えを自ら選択した統合失調症通院患者の1例．臨床精神薬理　13：967-972、2010．
(31) 渡部和成：統合失調症からの回復を願う家族の10の鉄則．星和書店、東京、2011．
(32) 渡部和成：Olanzapine と「教育 - 対処 - 相談モデル」：MARTA　9：18-21、2011．
(33) 渡部和成：患者さんが病識をもてるようになることは大切なことです．月刊みんなねっと

49：14‐17、2011．
(34) 渡部和成：統合失調症を支えて生きる家族たち．星和書店、東京、2012．
(35) 渡部和成：統合失調症からの回復に役立つ治療と日常生活のポイント―患者さんに知っておいてほしいこと．星和書店、東京、2012．
(36) 渡部和成：統合失調症だけど大丈夫―回復と自立へのあいことば．永井書店、大阪、2012．
(37) 渡部和成：図解実践編　統合失調症を治す！　教育対処相談の渡部式最新治療法．日東書院本社、東京、2013．
(38) 渡部和成：多剤併用大量療法と長期隔離による入院治療後転院し、短期教育入院を経て単剤外来維持療法に移行できた初発統合失調症患者の1例．臨床精神薬理　16：1367‐1376、2013．
(39) 渡部和成：教育入院により拒薬と再入院の繰り返しから服薬と通院が可能になった統合失調症の1例．臨床精神薬理　16：1625‐1632、2013．
(40) 渡部和成：疾患教育・家族教育と診療報酬上の課題．日精協誌　32：588‐593、2013．
(41) 渡部和成：専門医がホンネで語る統合失調症治療の気になるところ．星和書店、東京、2015．
(42) 渡部和成：いま求められる統合失調症診療の進め方―面接、薬物療法から心理社会療法まで．洋學社、神戸、2015．
(43) 渡部和成、兼田康宏：患者心理教育への参加経験がある統合失調症通院患者の認知機能に対する aripiprazole の効果．臨床精神薬理　15：389‐396、2012．
(44) 渡部和成、堤祐一郎：Aripiprazole 内用液と心理教育による統合失調症治療が服薬アドヒアランスの確立に効果的であった統合失調症入院患者の1例．臨床精神薬理　12：2175‐2181、2009．

おわりに

本書の出版は、私が中心となって運営してきた家族会であるみすみ会からの「家族会に参加するとこんなに元気になれるんだ」というメッセージを全国の統合失調症患者をもつ家族にぜひ伝えたいとの強い希望と提案を受けて企画されました。みすみ会は、現在、新潟県長岡市と愛知県の二カ所でそれぞれみすみ会と愛知みすみ会として運営されています。今回、愛知みすみ会の幹部が、愛知みすみ会の全会員に出版の趣旨を説明し原稿募集を呼びかけ、家族の自由意志による手記を偏りなく広く集めようとしました。呼びかけに応じて、十家族十一人が任意に応募し手記を寄せてきました。

本書の「はじめに」で書きましたように、私は、著者の一人として本の作成に関わるとともに、家族の手記を監修する任に当たりました。手記を監修するに当たって、私が本としての体裁を整えるために少し加筆訂正はするがほぼ原文どおりすべての手記を掲載し、そこにみすみ会を引っ張っている、あるいは引っ張ってきた者としての私のコメントを書き加えるという方針で臨みました。そして、一家族の手記に一章を割り当てて本書を完成させました。さらに、元みすみ会会員からの私への素晴らしい手紙も掲載することができました。

このように本書は、自由意志で書かれた家族の手記と手紙で構成されていますが、任意で寄せられたものですので、愛知みすみ会全体の嘘のない意見を代表していると言っても過言ではないでしょう。

読者の方々は、一つ一つの手記や手紙をお読みいただいて、家族の治療上の悩みや今に至るまでの生々しい紆余曲折《うよきょくせつ》に触れることができ、共感できたことも多かったであろうと思います。また、全国の家族が分かっておくとよい、病気を乗り越えるための具体的な考え方や方法と、家族の適切な行動も知っていただけただろうと思います。したがいまして、これらの手記と手紙は、全国の家族がもっている統合失調症患者のこれからの治療に参考になるだろうと思います。

そして、私は、各章で家族の手記に対するコメントを書かせていただいておりますので、専門家の意見として今後統合失調症治療に家族が関わっていくうえでの参考にしていただければと思います。

また、手記の中にある家族のたくさんの生の言葉をデータとして捉え分析して、愛知みすみ会会員が共有する心の有り様を描き出すことができました。うまく患者を回復に向かわせている、あるいは向かわせようとしている家族の心の世界を覗き、それをまとめるというこのような試みは初めてであろうと思います。そのような意味でも、本書は価値あるものだと自負しています。

今回、私は、本書を完成させるに当たって、愛知みすみ会の家族の手記を読ませてもらいましたが、平成十三年から今までの十四年間ほとんど休むことなく根気よく月一回の割合で開催してきた家族会であるみすみ会（愛知みすみ会を含む）の深奥《しんおう》を見せていただいたように感じております。これまで、このような機会はありませんでしたので、本当に良かったと思い感謝しております。みすみ会活動が、お題目ではなく真に患者を回復に導くことができ、家族を幸せにできていることを知ることができました。嬉しく思います。そして愛知みすみ会会員を頼もしくさえも感じました。

全国の統合失調症患者をもつ家族の皆さん、ぜひ皆さん方にとっての「みすみ会」を作っていただき、みすみ会会員の家族の心の世界を皆さんの心にも実現できるよう頑張ってください。そして幸せになってください。

最後に、このような初の企画を具体化する過程で、いつも変わらぬ温かなご援助とご指導をいただきました星和書店の石澤雄司社長と編集部の桜岡さおり氏に心から御礼申しあげます。

平成二十七年十一月

著者・監修者　渡部和成

⚠ **注意**

以下は付録のページです。
付録は横組みになっていますので、後ろから読んでください。

付　録

付録1．教育入院スケジュール

1．患者用

	月	火	水	木	金
第1週	入院		統合失調症に負けないぞ教室①	OT ①	SST①
第2週	OT ②	身体的コーピング法①	統合失調症に負けないぞ教室②	OT ③	SST②
第3週	OT ④	身体的コーピング法②	統合失調症に負けないぞ教室③	OT ⑤	SST③
第4週	OT ⑥	身体的コーピング法③	統合失調症に負けないぞ教室④	OT ⑦	SST④
第5週	OT ⑧	身体的コーピング法④	統合失調症に負けないぞ教室⑤	希望の会	SST ⑤
第6週	患者・家族合同面接	身体的コーピング法⑤	統合失調症に負けないぞ教室⑥	ダイエット教室	退院

※すべてのプログラムは，田宮病院統合失調症治療センターで実施している。

統合失調症に負けないぞ教室：患者心理教育の名称（医師，看護師，精神保健福祉士，作業療法士による）
OT：作業療法士が実施
SST：看護師，作業療法士が実施
身体的コーピング法：作業療法士が実施
ダイエット教室：栄養士が実施
希望の会：教育入院をした後，現在まで通院している患者の会である「希望の会」にオブザーバー的に参加する。ピアサポート効果がある。医師，看護師，精神保健福祉士，作業療法士も参加している。
患者・家族合同面接：教育入院の後半で，患者，家族，医師，看護師，精神保健福祉士，作業療法士，介護福祉士が参加して実施し30分間話し合う。

2. 家族用

	月	火	水	木	金
第1週	入院			家族教室① 家族 SST ①	
第2週					
第3週				家族教室② 家族 SST ②	
第4週					
第5週				家族教室③ 家族 SST ③	
第6週	患者・家族 合同面接				退院

※すべてのプログラムは，田宮病院統合失調症治療センターで実施している。

家族教室：家族心理教育の名称
家族 SST：家族用の社会生活技能訓練

※教育入院は6週間で行われ，患者だけでなく家族にもプログラムに参加してもらっている。教育入院について，詳しくお知りになりたい方は，文献 31，35 をご参照ください。

付録 2. 教育－対処－相談モデル

[教育]

統合失調症の患者が，認知療法である集団精神療法としての患者心理教育に参加することにより，病識を持てるようになる。

↓

[対処]

病識を持った患者は，統合失調症という病気を理解し受け入れ，病気なのは自分だけではなく仲間と一緒に回復に向かうことができると気付き，幻聴や妄想などの症状に対処する技術を身につけうまく対処できるようになる。

↓

[相談]

すると，患者のレジリエンス（抗病力，自然治癒力，生きる力）が高まり，患者は自信を持てるようになり，病状が安定し，周りの家族や患者の仲間や医師や医療・行政・福祉スタッフにうまく病気や生活について相談できるようになるだろう。

↓

患者がうまく相談し続けられていることが回復しているということであり，相談しながら，患者は，就労を含めた自立に向かって歩むことができるようになるであろう。

↓

このように患者が，患者の仲間を作り，医療・行政・福祉スタッフにうまく相談できるようになっていれば，いわゆる「親亡き後」も全然心配は要らない。「親亡き後」の不安とは，親が患者を抱え込んでしまっていて，患者も仲間や相談できる馴染みの関係の人がいないことからくるものである。

「教育－対処－相談モデル」は，私が2010年から提唱している統合失調症の治療思想である。考え方については，この図のように説明できる。網かけ内は，「親亡き後」について言及したもの。

付録３．家族教室，みすみ会，愛知みすみ会

Ⅰ．家族教室

筆者（渡部）が主宰する統合失調症患者をもつ家族を対象としたオープンな教室である。患者が当院（田宮病院）で入院または通院治療しているかどうかには関係なく，あるいは医療につながっていなくても，統合失調症患者をもつ家族なら誰でも参加できる。月２回，第１，３木曜日に開催。８回１クール，１回1.5時間のセッションとして行っている。スタッフとして，医師の筆者と看護師，精神保健福祉士，作業療法士が参加している。統合失調症治療では，家族が統合失調症という病気と症状を理解し，患者に適切に接して，患者をうまくサポートできるようになることが大切であるという考えのもと，毎回20～30人の家族に集まってもらって実施している。家族教室では，勉強だけでなく家族間交流も大事にしている。

〈家族教室のテーマ〉

第１回　脳の疾患
第２回　原因と経過
第３回　治療
第４回　薬物療法
第５回　リハビリテーション
第６回　家族の役割
第７回　幻覚の擬似体験と福祉制度の説明
第８回　鎮静の擬似体験とディスカッション

（平成26年９月からは，新潟県長岡市の田宮病院統合失調症治療センターで実施している。）

Ⅱ．家族会のみすみ会

筆者が主宰する全８回の家族教室を終えた家族が参加するエンドレスの勉強会としての家族会。家族教室で学んだことの復習を兼ねた統合失調症治療に関する勉強と家族間交流を目的としている。毎月１回，第２木曜日に開催。１回1.5時間のセッション。看護師，精神保健福祉士，作業療法士も参加している。現在，毎回20人ほどの家族が参加している。

（平成27年１月からは，新潟県長岡市の田宮病院統合失調症治療センターで実施している。）

Ⅲ．愛知みすみ会

平成13年からのみすみ会の伝統を引き継ぎ，平成26年８月から愛知県で毎月１回開催されている家族会。毎回60人ほどの家族が参加している。これまでのみすみ会のように毎月筆者が参加することはできないが，筆者が顧問として関与し年１回の講演会を行うこととしている。

（平成26年９月から，愛知県で実施している。）

付録４．２年非再入院率の比較で分かるみすみ会の効果

<table>
<tr><th colspan="3"></th><th>非再入院者数</th><th>通院中断または再入院者数</th><th>2年非再入院率</th></tr>
<tr><td colspan="3">家族教室不参加群（n=114）</td><td>59</td><td>55</td><td>0.518</td></tr>
<tr><td colspan="3">家族教室参加群（n=46）</td><td>31</td><td>15</td><td>0.674</td></tr>
<tr><td rowspan="2">家族教室参加群（n=46）</td><td colspan="2">家族教室中断群（n=17）</td><td>9</td><td>8</td><td>0.529</td></tr>
<tr><td colspan="2">家族教室終了群（n=29）</td><td>22</td><td>7</td><td>0.759</td></tr>
<tr><td rowspan="2"></td><td rowspan="2">家族教室終了群（n=29）</td><td>家族教室終了のみ・みすみ会中断群（n=13）</td><td>9</td><td>4</td><td>0.692</td></tr>
<tr><td>みすみ会継続群（n=16）</td><td>13</td><td>3</td><td>0.813</td></tr>
</table>

家族教室参加群：８回１クールの家族教室（家族心理教育）に参加した家族をもつ患者群

家族教室不参加群：家族教室に参加しなかった家族をもつ患者群

家族教室中断群：家族教室に参加したが８回すべてには参加しなかった家族をもつ患者群

家族教室終了群：家族教室の８回すべてに参加した家族をもつ患者群

家族教室終了のみ・みすみ会中断群：家族教室の８回すべてに参加した後，その後のみすみ会に参加したが継続参加しなかった家族をもつ患者群

みすみ会継続群：家族教室の８回すべてに参加した後，その後のみすみ会に継続参加した家族をもつ患者群

〈付録４の解説〉

２年非再入院率（退院後２年間再入院や通院中断することなく通院を続けている患者の全退院者数に対する割合）を調べた結果から，家族教室が終了した後もエンドレスの家族会であるみすみ会に継続参加することが患者の良好な予後（病気の行く末）とノーマライゼーション（健常者と共に生きること）につながることが分かる（家族教室終了後みすみ会継続群の患者の２年非再入院率は81.3％と，家族教室終了後みすみ会に参加しなかったか参加しても中断した群の69.2％より高い）。

他のデータも説明すると，以下のようになる。家族教室に参加した家族の患者の２年非再入院率（67.4％）は，参加しない家族の患者（51.8％）より明らかに高いが，その中身を詳しく見てみると，家族教室参加者でも全８回参加した家族のそれは高い（75.9％）が，しっかり参加しなかった家族のそれは低く（52.9％），参加しなかった家族のそれ（51.8％）とほぼ同じであった。つまり，家族教室に参加するとは，すべてに参加する意欲を持ち続けることであり，そのような家族の態度が，患者のノーマライゼーションを後押しする家族の力に変わると言える。

付録５．精神科病院における入院の種類

1. 任意入院

患者が自らの意思で入院治療を希望し入院する場合を言う。

2. 医療保護入院

患者の病状により，患者が入院の可否について自分の意思を表明することができなかったり，自らの意思で入院治療を希望しての任意入院をすることができなかったりするときに，家族の同意を得て入院する場合を言う。法的手続きが必要となる。患者本人が入院治療を拒否する場合は，この入院形態で治療を開始することができる。

3. 措置入院

患者が，精神症状により，自分自身を傷つけたり（自傷）や他人を傷つけたり（他害）する恐れがある場合に都道府県知事の命令により入院する場合を言う。

付録6．抗精神病薬の種類，剤形，使用法

1．抗精神病薬の種類

抗精神病薬は，約60年前から使われている定型抗精神病薬と約20年前から使われている非定型抗精神病薬がある。定型抗精神病薬は，幻聴や妄想などの陽性症状を改善することはできるが，アカシジアやパーキンソン症状などの錐体外路症状の副作用が強く出る。非定型抗精神病薬は，定型抗精神病薬とは異なり，陽性症状だけでなく，意欲低下，引きこもりなどの陰性症状をも改善させ，錐体外路症状の副作用が少ないことが特徴である。アリピプラゾール，ブロナンセリン，クロザピン，オランザピン，パリペリドン，ペロスピロン，クエチアピン，リスペリドンの8種類がある。最近は，非定型抗精神病薬が多く使用されている。

2．抗精神病薬の剤形

錠剤，散剤，液剤，口腔内崩壊錠，徐放剤，持効性注射剤（デポ剤）がある。錠剤，散剤とは異なり，液剤や口腔内崩壊錠では水なしでも飲めるという特徴があり，徐放剤や持効性注射剤（デポ剤）では薬の血中濃度が安定しやすく，持効性注射剤（デポ剤）では長期効果（2，4週間）があるという特徴がある。

3．単剤療法と多剤併用療法

1種類の抗精神病薬で薬物療法を行うことを単剤療法と言い，2種類以上の抗精神病薬で薬物療法を行うことを多剤併用療法と言う。

4．少量療法と大量療法

少量療法とは，使用する抗精神病薬の1日薬用量が少ない薬物療法を言う。薬用量は，約60年前初めて使用された抗精神病薬であるクロルプロマジンの用量に換算して検討される。「少ない」ということについては，薬用量として具体的には決められていないが，大体400mg以下ぐらいだと考えうる。

大量療法とは，抗精神病薬の1日薬用量がクロルプロマジン換算で1000mgを超える薬物療法を言う。また，2000mgを超えたら超大量療法と言う。

付録7．患者心理教育の「統合失調症に負けないぞ教室」

統合失調症患者を対象とした認知集団精神療法（毎回10～20人参加）で，6回1クール（5つのプログラム；各1時間のセッション）としてエンドレスに行っている。入院か通院かの別なく参加でき，患者が，多くの患者と一緒に，病気からの回復に向けて勉強したり話し合ったりしながら頑張っていく教室である。この教室は，ピアサポートの考えを中心に置いて運営されている。スタッフとして，医師の筆者と看護師，精神保健福祉士，作業療法士，栄養士が参加している。

第１回　幻聴君と妄想さんを語る会①
第２回　幻聴教室
第３回　新しい集団精神療法
第４回　幻聴君と妄想さんを語る会②
第５回　栄養健康教室
第６回　フォーラムＳ

５つのプログラム

- **幻聴君と妄想さんを語る会**：統合失調症の患者が，自分の体験（症状）と対処法を話しているビデオ（幻聴，妄想，暴力，自閉，回復がテーマ）を観た後，意見や感想を述べ合う会。認知療法。ピアサポートとしての役目もある。患者心理教育の中で最も印象に残ったプログラムとして患者に支持されている。病識の獲得に効果的である（ビデオは市販されているものではありません）。
- **幻聴教室**：冊子を用いて，幻聴について総合的に学ぶ会。幻聴を症状ではなく体験として受け止め，対処法を学ぶ。認知療法。幻聴教室ノートを作りまとめる。妄想に対しても同じ考え（2段階法*）で対処できることも学ぶ。
- **新しい集団精神療法**：スライドと治療の栞を用いて，統合失調症の疾患理解・治療法・リハビリなどについて学ぶ会。治療戦略ノートを作成する。やや難しいところもあるが，患者から病気の理解ができたと支持され，患者心理教育を終了した患者から，終了後ずっと折に触れて治療の栞と治療戦略ノートを見て復習しているという意見も聞かれる。
- **栄養健康教室**：統合失調症患者は肥満になりやすいので，スライドを用いて，肥満防止のための栄養摂取法と運動法について勉強する会。BMI（Body Mass Index；肥満の指標），有酸素運動などについて学ぶ。
- **フォーラムＳ**：幻聴君と妄想さんを語る会に参加したことがある患者が集まり，精神症状と日常生活についてフリートークする会。患者から2つのテーマ（入院患者と通院患者から1つずつ）を出してもらい話し合う。

（現在は，新潟県の田宮病院統合失調症治療センターで実施している。「統合失調症に負けないぞ教室」について，詳しく知りたい方は，文献31をご参照ください。）

〈付録７の注〉

＊２段階法：第１段階で，現実と幻聴を区別し，幻聴と判断したら，幻聴を無視したり聞き流したりして幻聴に注意を向けないようにする。第２段階では幻聴から逸らせた注意を現実のもの（こと）に向け集中する。たとえば，コミュニケーション，運動，音楽鑑賞，趣味などに注意を集中する。このような２段階で対処すれば，幻聴に関わる時間が減り現実に関わる時間が増えるであろう。この方法を続けていれば，幻聴はどんどん少なくなっていくはずである。

付録8．統合失調症の教育入院

1．**入院期間**：1.5ヵ月程度

2．**目的**：①病識の獲得
②患者－家族の疾患理解
③薬物治療の適正化
④精神症状の軽減
⑤患者－家族関係の調整
⑥生活習慣改善法の理解
⑦身体的コーピング法の習得

3．**治療システム（医師が主導するチーム医療下で実施する）**：
①**患者自身による治療経過評価**（クライエント・パス）
②**患者心理教育**（病識の獲得，疾患の理解，治療法とくに薬物療法の理解，病状への対処法，生活習慣改善・肥満防止法に関する集団療法である5つのプログラムに1～2回ずつ参加）
③**家族心理教育**（疾患・治療法の理解，病状への対処法などを集団で学ぶ家族教室に1～2回参加）
④**患者・家族合同面接**（患者，家族，医師，看護師，精神保健福祉士，作業療法士，介護福祉士が参加。入院期間の後半に1回30分。入院治療のまとめと，アウトリーチ*1を含む退院後の治療法について相談）
⑤**その他の教育プログラム**（身体的コーピング法*2，OT*3，患者SST*4，家族SST，ダイエット教室，希望の会*5）

〈付録８の注〉

＊1　アウトリーチ：退院後の再入院を防ぐための多職種によるサポート態勢であり，訪問看護師，作業療法士や薬剤師による指導などを行う。

＊2　身体的コーピング法：病状が悪化した時や悪化しそうな時に行う行動的対処法。頓服薬を飲むのも対処法であるが，薬が効いてくるまでには早くても 20 ～ 30 分かかるので，もっと早く効果が出る対処法が必要である。それが身体的コーピング法で，深呼吸法，リラクセーションがある。

＊3　OT：作業療法。日常生活でのすべての行為が作業と言え，作業プログラムを通して患者の心の安定化や生活能力の改善を図っていく治療法。

＊4　SST：社会生活技能訓練。送受信（会話）技術の改善を基に社会生活技術全般の向上を図る方法。患者用と家族用がある。

＊5　希望の会：付録 1 での説明文参照（p.141）。

付録９．統合失調症患者の社会性回復のプロセス

①，②，③，……と進んでいくとよいでしょう。

①家庭での朝起きて夜寝るという生活のリズムを守る。これは，リズム形成だけでなく，家族との共通の時間を持ち，コミュニケーションを取るために必要である。

②日中に家でできる日課を１つ工夫し行っていく。日課は，趣味，運動，家事の手伝いなど，どんなことでもよい。手伝いの中身は，家族と話し合って患者の役割として無理なくやれることを決めるとよい。

③家族と一緒にできることを少しずつ増やしていくとよい。

④家族と一緒に外出する。散歩，買い物などがよい。

⑤患者１人で外出する。

⑥患者の目的を持った外出をする。目的としては，買い物，ウィンドウ・ショッピング，運動，図書館の利用，屋外での娯楽など，何でもよい。

⑦デイケア，作業所，地域生活支援センターなどを利用する。

⑧行政・福祉の役所に相談に行く。

⑨就労支援センターを利用する。

⑩アルバイトやパートをして働く。

⑪自立する（単身生活を含む）。正社員となる。

付録 10.　# 用語解説

心理社会療法

統合失調症患者が，孤立することなく，病気を管理し，社会参加していくための，多職種の医療スタッフで支持・指導・支援していく治療法である。患者心理教育，家族心理教育，社会生活技能訓練，認知行動療法，レクリエーション療法，作業療法，デイケア，職業リハビリテーション，包括型地域生活支援プログラム，援助付き雇用など多数の治療法がある。

lowEE と highEE

家族の患者に対する感情表出（EE）が低いことを言う。lowEE の家族ほど，慢性疾患の患者は元気になれる。lowEE には，①批判しない，②敵意を持たない，③感情的に巻き込まれすぎない，④褒める，⑤温かな雰囲気を作る，の５つの要件がある。lowEE の反対の家族の患者に対する態度が highEE となる。

受容と共感

受容…いつでも相手を受け入れることを言う。無条件の愛のこと。
共感…相手の立場に立って理解したり感じたりすることを言う。

愛の距離

あるべき家族の態度としては lowEE がある。この lowEE の５つの要件（上記参照）の１番目の「批判しない」と２番目の「敵意を持たない」とからは，家族は“患者を突き放してはいけない”となり，３番目の要件の「感情的に巻き込まれすぎない」からは“患者にべったりではいけない”となる。これらをまとめると，家族は“患者を突き放さず，かつ患者にべったりにならない”で患者に接することが大切であることが分かる。つまり，家族はいつもある一定の距離から患者を支えていくことが重要であり，この距離が愛の距離となる。

渡部 和成（わたべ　かずしげ）

1951年愛知県生まれ。1977年3月名古屋市立大学医学部卒業。同年4月愛知学院大学歯学部助手（大脳生理学）、1982年12月同講師。この間の1981年から1982年、アメリカ・カリフォルニア工科大学生物学部リサーチフェロー（神経生物学）。1987年4月八事病院（愛知県）精神科医師、1997年9月同副院長。2009年4月恩方病院副院長（東京都）。2012年4月北津島病院院長代行（愛知県）、2013年4月同院長。2014年8月田宮病院院長（新潟県）となり現在に至る。

医学博士。専門は統合失調症治療。

著書は、『統合失調症から回復するコツ—何を心がけるべきか』（2009年）、『統合失調症に負けない家族のコツ—読む家族教室』（2010年）、『統合失調症からの回復を願う家族の10の鉄則』（2011年）、『統合失調症患者を支えて生きる家族たち』（2012年）、『統合失調症からの回復に役立つ治療と日常生活のポイント—患者さんに知っておいてほしいこと』（2012年）、『専門医がホンネで語る統合失調症治療の気になるところ』（2015年）、（以上、星和書店）ほか多数。

学術論文は、臨床精神薬理、精神科治療学、精神医学、臨床精神医学の4誌に多数発表している。

第4回臨床精神薬理賞優秀論文賞受賞（2008年）。

統合失調症を悩まないで

2016年4月21日　初版第1刷発行

監修者　渡部和成
著　者　渡部和成，愛知みすみ会
発行者　石澤雄司
発行所　株式会社星和書店
〒168-0074　東京都杉並区上高井戸1-2-5
電話　03（3329）0031（営業部）／03（3329）0033（編集部）
FAX　03（5374）7186（営業部）／03（5374）7185（編集部）
http://www.seiwa-pb.co.jp

© 2016　星和書店　Printed in Japan
ISBN978-4-7911-0929-6

・本書に掲載する著作物の複製権・翻訳権・上映権・譲渡権・公衆送信権（送信可能化権を含む）は㈱星和書店が保有します。
・JCOPY〈㈳出版者著作権管理機構 委託出版物〉
本書の無断複写は著作権法上での例外を除き禁じられています。複写される場合は，そのつど事前に㈳出版者著作権管理機構（電話 03-3513-6969，FAX 03-3513-6979，e-mail：info@jcopy.or.jp）の許諾を得てください。

統合失調症から回復するコツ

何を心がけるべきか

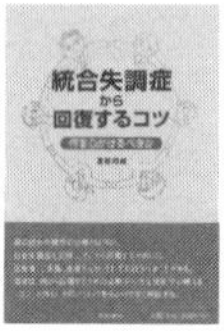

［著］渡部和成　四六判　164頁　1,500円

真の統合失調症の治療とは何か。本書は、医療者、ご家族、患者さんそれぞれに、病気を克服し回復するために必要な臨床上の技術や対処法、心構えなどを提案する。著者は、それをコツと言う。

統合失調症に負けない家族のコツ

読む家族教室

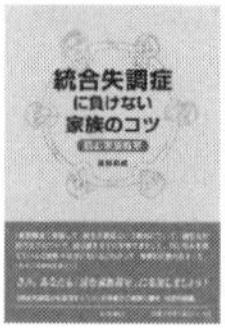

［著］渡部和成　四六判　160頁　1,500円

本書は「読む家族教室」という読者参加型のスタイルで、統合失調症からの回復を支える家族のコツについて、生きた情報をライブに伝えている。『統合失調症から回復するコツ』の著者がご家族に贈る、待望の続編。

発行：星和書店　http://www.seiwa-pb.co.jp　価格は本体（税別）です

統合失調症
からの回復を願う家族の
10の鉄則

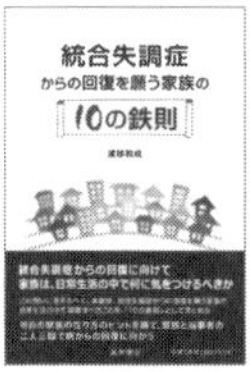

［著］渡部和成

四六判　200頁　1,600円

統合失調症に打ち勝ち、統合失調症からの回復を実現させるために、ご家族は日常生活を送る中で具体的にどういうことに気をつければよいのでしょうか。

患者さんの病からの回復を願うご家族が統合失調症治療を実践的な側面から理解して、明日のご家族の在り方のヒントを得ていただけるように、ご家族に日常生活の中で留意していただきたいことを「10の鉄則」にまとめました。

患者さんの回復をサポートしながら、ご家族自身も生き生きと豊かな人生を送れるようになるヒントが満載です。

『統合失調症から回復するコツ』『統合失調症に負けない家族のコツ』の著者がご家族に贈る、待望の第3弾。

発行：星和書店　http://www.seiwa-pb.co.jp　価格は本体(税別)です

統合失調症患者を支えて生きる家族たち

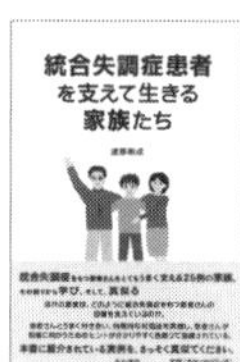

［著］渡部和成

四六判　160頁　1,500円

ほかの家族は、どのように統合失調症をもつ患者さんの回復を支えているのか。

統合失調症の患者さんを上手にサポートできるようになった家族。その「真似をする」ことが、家族が回復に向けての効果的な対処法を実践できるようになる近道である。
本書では、統合失調症をよく理解し患者さんとうまく付き合っている素晴らしい家族を25例紹介する。家族が体験から発したヒントとなる言葉は、わかりやすく色刷りで強調してある。患者さんの病からの回復のために、家族として大事な役割を学び、良い対処法を実践している家族の例を読んで、さっそく「真似」をしよう。

発行：星和書店　http://www.seiwa-pb.co.jp　価格は本体(税別)です

統合失調症からの回復に役立つ治療と日常生活のポイント

患者さんに知っておいてほしいこと

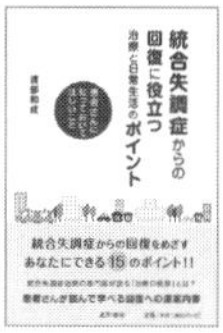

［著］渡部和成

四六判　192頁　1,600円

必携！回復への道案内

統合失調症からの回復と自立に向けて、具体的にどのように治療し、患者さんはどのような日常生活を送ればよいのか。長年、統合失調症治療の専門家として患者さんへの指導や助言を行ってきた著者がたどりついた「統合失調症治療の極意」をあますところなく伝授する。患者さんが実践しやすくわかりやすいよう丁寧な解説をつけ、15のポイントにまとめた。また、15のポイントがうまく活用できている症例を数多く紹介することで、どのように実生活に取り入れたらよいかが手に取るようにわかる。患者さんの視点に立った有用な情報が満載。

発行：星和書店　http://www.seiwa-pb.co.jp　価格は本体(税別)です

専門医がホンネで語る 統合失調症治療の 気になるところ

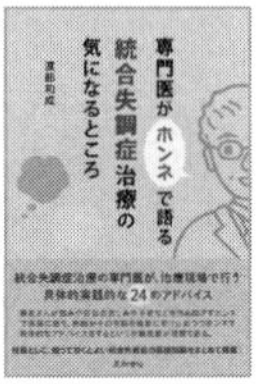

［著］渡部和成

四六判　148頁　1,500円

統合失調症の専門医が、
ご家族と患者さんに、ホンネで語るアドバイス！

統合失調症の治療では、患者さんが悩みや症状の苦しみや不安などをホンネで医師に語り、医師がその苦悩を真摯に受け止めつつホンネで助言することが理想である。
患者さんやご家族は、治療現場でどのようなアドバイスを必要としているのか。これに対して著者は、統合失調症治療の専門家として、「治療で気になること」「急性期後の安定期で気になること」「回復に向けて気になること」の視点からホンネでその答えを語る。
統合失調症の基礎知識をまとめて解説している付録も、わかりやすくきわめて有用である。

発行：星和書店　http://www.seiwa-pb.co.jp　価格は本体(税別)です